U0226169

Fractures Around the Knee

膝关节周围骨折

主 编

Filippo Castoldi [意大利]

Davide Edoardo Bonasia [意大利]

主 译

王建东　王秋根

上海科学技术出版社

图书在版编目（CIP）数据

膝关节周围骨折 / （意）菲利波·卡斯托尔迪，（意）达维德·爱德华多·博纳西亚主编；王建东，王秋根主译 . —上海：上海科学技术出版社，2018.8

ISBN 978-7-5478-3986-7

Ⅰ. ①膝… Ⅱ. ①菲… ②达… ③王… ④王… Ⅲ. ①膝关节－骨折 Ⅳ. ① R683.42

中国版本图书馆 CIP 数据核字（2018）第 089268 号

Translation from the English language edition:
Fractures Around the Knee
edited by Filippo Castoldi and Davide Edoardo Bonasia
Copyright © Springer International Publishing Switzerland 2016
This work is published by Springer Nature
The registered company is Springer International Publishing AG
All Rights Reserved

上海市版权局著作权合同登记号 图字：09-2016-859 号

膝关节周围骨折

主　编　Filippo Castoldi [意大利]　　Davide Edoardo Bonasia [意大利]
主　译　王建东　王秋根

上海世纪出版（集团）有限公司
上 海 科 学 技 术 出 版 社　出版、发行

（上海钦州南路 71 号　邮政编码 200235　www.sstp.cn）

浙江新华印刷技术有限公司印刷

开本 889×1194　1/16　印张 8　插页 4

字数：250 千字

2018 年 8 月第 1 版　2018 年 8 月第 1 次印刷

ISBN 978-7-5478-3986-7/R · 1611

定价：98.00 元

本书如有缺页、错装或坏损等严重质量问题，请向承印厂联系调换

内容提要

复杂关节内骨折的处理通常比较棘手，需要一些特殊的手术技巧才能达到良好的手术效果。另外，关节镜辅助下的关节内骨折复位近年来发展迅速，但创伤骨科医师通常都未接受过良好的关节镜训练。因此，关节周围骨折患者通常会被介绍给治疗经验丰富的专家。但是，目前国际上骨科治疗的大趋势是专业化治疗某个关节。所以，本书的出版旨在填补目前专业文献中未提及的关于膝关节周围骨折的新理论、新技术。

本书对膝关节周围的骨折，包括髌骨骨折、股骨远端骨折、复杂胫骨平台骨折、浮膝损伤、关节镜在膝关节周围骨折中的应用、膝关节术后并发症的防治等重点内容进行了详细的阐述，集中反映了该领域目前的治疗难点及近年来的新进展，是广大骨科研究生、各年资骨科医师深入了解膝关节周围骨折诊治的优秀参考读物。

作者名单

主　编

Filippo Castoldi [意大利]

University of Torino, CTO hospital, Torino, Italy

Davide Edoardo Bonasia [意大利]

University of Torino, Ao Ordine Mauriziano, Torino, Italy

· · ·

主　译

王建东　王秋根

· · ·

参译人员

（按姓氏笔画排序）

马志坚　王　谦　王会祥　邓国英　毕　春

吴剑宏　林　健　周　峰　曹　雷

· · ·

译者单位

上海交通大学附属第一人民医院

中文版前言

随着社会生活中各类事故的不断增加，关节周围骨折正成为创伤骨科医师面临的重要挑战。然而，目前骨科专科领域鲜有专门讲述特定关节周围骨折治疗的专著，因此，本书的出版为广大创伤骨科医师提供了与国际大师亲密接触的机会。

本书以相对简单的髌骨骨折为开篇，由浅入深，由易向难，系统全面地介绍了膝关节周围骨折的评估、诊断、治疗以及相关并发症的防治，其中以外科手术技巧和经验为重点，涵盖了最新的理念与技术，具有较强的临床指导意义。

作为本书的主译，很荣幸能够向大家推荐此书，也希望中国骨科同仁能够携手努力，共创中国创伤骨科的美好明天。

王建东　王秋根

2018 年 7 月

目　录

1

髌骨骨折

Stefano Zaffagnini, Federico Raggi, Alberto Grassi, Tommaso Roberti di Sarsina, Cecilia Signorelli, and Maurilio Marcacci

周峰　译

摘要

■ 髌骨骨折整体发病率较低，但常见于膝关节创伤。该类型骨折主要由直接暴力引起，可通过临床表现和 X 线进行诊断。无移位的骨折可选择保守治疗，除此之外，最好使用手术复位和张力带固定。

■ 外科医生应充分知晓髌骨骨折的术后管理，以及处理这类骨折早期和晚期并发症的方法。

1.1 流行病学

髌骨骨折相对少见，在所有骨骼损伤中占1%[1,2]，每年的发病率为 10.7/100 000[3]。髌骨骨折好发于 20~50 岁人群，男性的发病率是女性的 2 倍[4,5]。髌骨骨折在儿童很少见，因为儿童髌骨大部分由软骨构成且活动度较成年人大[6]。髌骨骨折患者中，骨骼发育不成熟的患者所占比例不到 2%。在急诊遇到的髌骨骨折只有 1/3 需要手术治疗[7]。

1.2 创伤机制

髌骨骨折可由直接、间接暴力或两者结合所致。直接损伤是导致髌骨骨折的主要原因[8]，比如从高处坠落，意外跌倒或机动车碰撞时髌骨受到的撞击，通常发生于膝关节屈曲位。直接暴力可导致不完全骨折、简单骨折或者粉碎性骨折。由于内侧和外侧支持带的保护，髌骨移位通常很小，而表面擦伤或者开放性损伤较常见。膝关节的伸直功能完好。

间接损伤由股四头肌强力偏侧收缩，肌腱和韧带的拉力超过髌骨的内在强度后引起，膝关节多处于半屈曲位。间接损伤常由跌倒或绊倒所致，这种损伤通常导致髌骨横行骨折伴髌骨下极骨折，骨折块移位程度由股四头肌肌腱牵拉力量决定。大多数情况下，膝关节伸直受限。

合并伤由膝关节直接和间接暴力综合作用所致，如某些情况的高坠伤，可表现为软组织损伤和大块骨折移位。

1.3 临床检查

髌骨骨折可通过收集病史、体格检查和放射学检查做出诊断[9]。

患者通常表现为关节活动受限、肌力降低、疼痛、肿胀、膝关节压痛。大血肿可由髌骨骨折合并韧带撕裂所致。

髌骨触诊可以显示压痛最明显的地方，如果移位明显，医生可以触及骨折块间的间隙。无移位骨折临床上可仅表现为压痛、轻微肿胀。

患肢如有挫伤、擦伤、水疱，应仔细检查以排除开放性骨折，以明确是否需要急诊手术，在6~8小时内行清创术，避免延误治疗可能导致的膝关节骨折部位感染。判断关节腔和软组织损伤之间是否存在通道可通过膝关节内注射至少100 ml生理盐水后观察是否存在液体流失现象来判定[10]。

闭合骨折中，清除血肿可以减轻关节腔压力，在关节腔里注入麻药可以减轻疼痛，进而方便对膝关节伸屈功能的判断。

测试伸膝功能是否完好对骨折治疗方案至关重要。伸膝功能有无损伤可以通过在患者患侧膝关节下方垫个枕头并使其伸直腿来评估。关节活动好、可以抵抗重力仅仅说明关节伸展功能完好，但这并不能排除骨折。髌骨骨折时，若膝关节不能伸直说明内、外侧支持带都有损伤[1]。

膝关节主动或被动活动应在影像学检查完毕后进行，因为关节活动可能潜在加重韧带损伤或者骨折移位。

下肢损伤在高能损伤中多见，医生应检查同侧的髋关节、股骨、胫骨及踝关节。

临床检查完成后，下肢应用夹板固定于伸直位或者轻度屈曲。

1.4 影像和术前准备

髌骨骨折的影像学检查包括标准的膝关节后前位、侧位、髌骨轴位X线片，CT和骨扫描。

通过对比对侧膝关节影像有助于术前确定骨骼解剖结构和软组织的对线情况。

在后前位片中，髌骨通常位于股骨沟中线。髌骨尖位于股骨髁远端侧面连线的上方。髌骨在后前位片中由于与股骨髁重叠很难辨别。

侧位片提供了髌骨、骨折块、关节面的侧面观。为充分显示骨折线、骨折移位及髌骨高度异常程度，必须进行侧位片检查。为排除胫骨结节有无撕脱骨折，摄片范围必须包括胫骨近端。低位髌骨征象可提示股四头肌肌腱断裂，而高位髌骨可能与髌韧带断裂有关。识别髌骨位置异常的最佳方法是Insall-Salvati法[11]。这种技术将髌骨最大对角线长度和髌腱长度做比值。正常值在1左右，若比例<1，表明高位髌骨或髌腱断裂。

如果怀疑髌骨纵向骨折或者软骨骨折，Merchant位片（膝关节屈曲45°，中央束尾端与水平线成30°角时的X线片）可能对诊断有帮助。

影像学诊断时，应排除肌腱破裂、髌骨脱位、生长畸形（双边髌骨）等因素。

股四头肌或髌腱断裂通过临床表现和侧位的X线片可显示髌骨位置异常。

髌骨脱位常见于外侧脱位，这可能导致髌骨软骨剪切骨折和髌骨内侧缘的损伤。

后前位X线片可显示由于两个或更多骨化中心的融合失败而形成的二分或三分髌骨。这种畸形常在髌骨外侧缘上极有一个或两个骨块，骨块边缘形态不规则，或者成圆形或者有硬化。二分髌骨中有50%是双边的。

CT扫描可以更好地显示骨折形态和游离骨块，可以在骨不连、骨折畸形愈合和髌骨股骨排列紊乱中有效评估关节平整度。

^{99m}Tc骨扫描有助于诊断应力性骨折，^{111}In白细胞显像可以显示感染情况。

1.5 分类

大多数髌骨骨折可根据骨折的类型和部位进行分类。

目前最常使用的是创伤骨科协会（Orthopaedic Trauma Association，OTA）分型体系中的髌骨骨折分型方法[12]。在OTA分型中，每种骨折分型有一个编码，且由3个部分组成（图1.1）。第一个数字是块骨的代码（34代表髌骨），而第一个字母（A、B、C）则代表了三种不同类型的骨折：A为关节外骨折，伸肌腱撕裂；B为部分关节内骨折，伸肌腱完好，通常为纵行；C为完全关节内骨折，伸肌腱撕裂。再接下去的两个数字代表骨折的位置和碎片的数量。

髌骨骨折也可以根据骨折形态来分型（图1.2），比如横行骨折、星形骨折、粉碎性骨折、纵行骨折、边缘性骨折、近端骨折以及远端骨折等[13]。

1.6 适应证

骨折的治疗方式选择需根据骨折的分型和临床

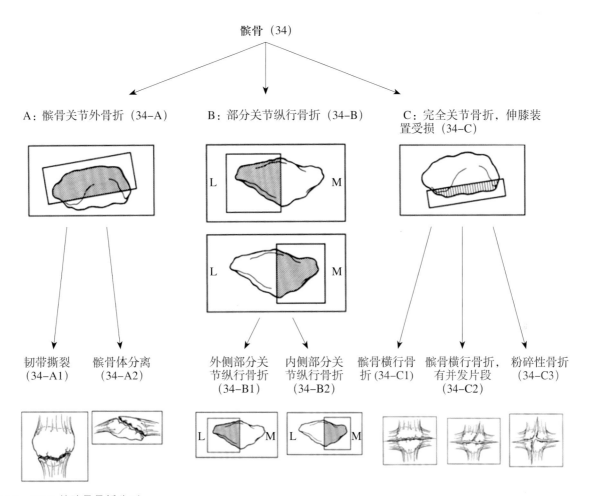

图 1.1　OTA 的髌骨骨折分型

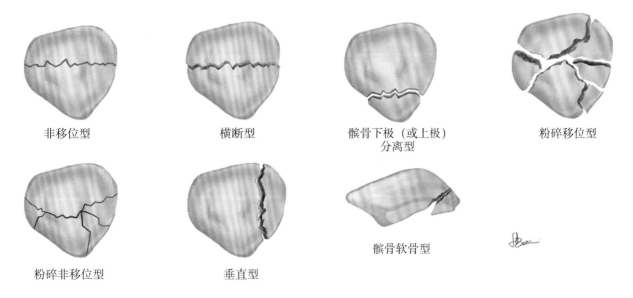

图 1.2　Rockwood 的髌骨骨折分型

表现来确定，可分为保守治疗和手术治疗[14]。

手术风险高、关节强直或者伸膝装置曾有损伤以及不能行走的患者应该避免手术[15]。

伸肌腱未受损的无移位闭合性髌骨骨折（34-B）可考虑非手术治疗。保守治疗适用于髌骨骨折移位不超过 3 mm 且关节面移位不超过 2 mm[12,15]。

保守治疗中，患肢制动接近伸直位，用长腿石膏或管型固定 5~6 周。患者使用拐杖时可部分负重，逐渐过渡到挂拐完全负重。伤后数天应开始进行股四头肌的直腿抬高和等长肌力训练。

影像学证明骨折已经痊愈后，患者应在膝关节铰链式支具的保护下逐渐进行膝关节的屈伸运动。

当髌骨骨折移位超过 3 mm 移位，关节面骨折超过 2 mm，则推荐手术治疗。手术治疗的适应证也包括伸肌腱撕裂（34-A），合并关节面骨折的髌骨粉碎性骨折（34-C），骨软骨骨折游离体形成，以及有移位或粉碎性的边缘骨折及纵行骨折[8, 12, 15]。

手术治疗总体上应减少游离骨片的丢失，并用螺钉、钢针及金属丝等工具将这些骨片固定在一起。手术方法有很多，包括钢丝张力带内固定、空心钉结合 8 字钢丝环扎、钢板螺钉内固定、钢丝环形缝扎等。

髌骨部分切除术和完全切除术是另外的两种选择。髌骨部分切除术的适应证相对受限，但是当有大块髌骨时仍可使用，小的粉碎性极端骨折在不影响关节面修复或不能被稳定固定时可行部分切除术。

完全髌骨切除术的手术适应证包括广泛的严重的粉碎性骨折，或作为手术修复失败或慢性感染的一种挽救措施出现。

1.7 外科技术

手术的目的是为了保留髌骨功能，恢复伸膝装置，并减少关节内骨折的并发症。

1.7.1 患者体位

患者仰卧位置于 X 线可透过的床上，患侧臀部下面放置衬垫有助于大腿旋转。止血带置于大腿上，压力位 200 mmHg。医生应考虑到止血带充气会引起股四头肌收缩，进而导致骨折移位。为

了避免这种情况，膝关节应屈曲超过 90°，在止血带充气之前，应尽量将髌骨往远端推。在某些情况下骨折复位过程中松弛止血带有助于手术顺利进行。

1.7.2 手术入路

髌骨骨折的手术入路包括：

最常用的入路是沿髌骨中线切开，这样既可以向近端延伸也可以向远端延伸（图 1.3）。髌旁切口也是可以的，这适用于开放性骨折，皮肤损伤正好可以成为切口的一部分。

为了不损伤隐神经的髌下支，应避免横行切口。浅筋膜切开后，伸膝装置以及辅助伸肌有无撕裂可以明确。如果有必要行膝关节镜检查，需行髌旁关节切开术。按需要行关节内的清理术。在开放性骨折情况下为了预防慢性滑囊炎，可以考虑切除髌前囊，而在闭合骨折中较少使用。

1.7.3 切开复位技术

所有关节内骨折的外科治疗目的都是为了获得关节内的解剖复位。较大的片段可使用复位钳复位（图 1.4）。A 型或者 C 型骨折，膝关节处于伸直或者过伸状态下更易复位。纵向的 B 型骨折有时在屈曲状态下更易复位。粉碎性骨折常用克氏针临时固定。克氏针在骨折复位过程中可以起到摇杆的作用。关节面的解剖复位由膝关节处于伸直或者轻微过伸状态下触诊所得。这种关节面手法触诊通过中间或者侧边的撕裂或者切口进行。

1.7.3.1 张力带

张力带技术的原则是在膝关节屈曲时将张力转为压力，伸膝时髌骨承受张力。在髌骨骨折中，这可能会导致碎片移位。正确使用张力带可以在关节面水平将张力转为压力。

2 根 1.6~2 mm 的克氏针通过骨折块纵向置入。克氏针理想位置是位于髌骨前表面下约 5 mm。

长为 30 cm、直径为 1.0 mm 或 1.25 mm 的钛缆经 8 字缝合环绕于 2 根平行克氏针的上、下极。整个过程中钛缆应尽量贴近骨面。一个大的骨针或者套管在穿针过程中有助于钛缆穿过韧带并且尽可能贴着骨面（图 1.5）。8 字缝合应避免置于股四头肌肌腱或者髌腱上，因为在钛缆锁紧后可导致肌腱缺血坏死（图 1.6）[16]。

在伸膝位时缩紧环扎，是否复位可通过触诊髌骨表面检查确定。环扎缩紧后，近端克氏针尾部应折弯、剪短，转向股四头肌肌腱方向置入髌骨内，

这样可以减少软组织刺激、避免松弛。克氏针远端不许折弯，这样便于以后取出。

粉碎性骨折中，因为存在很多碎骨块，张力带

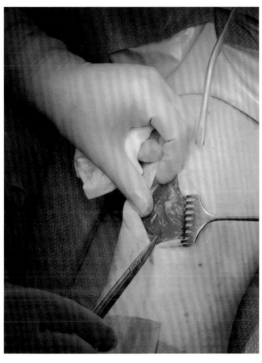

图 1.3　暴露髌骨的手术方式

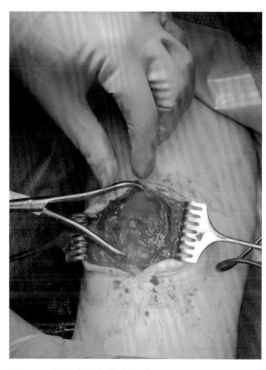

图 1.4　使用点状复位钳复位

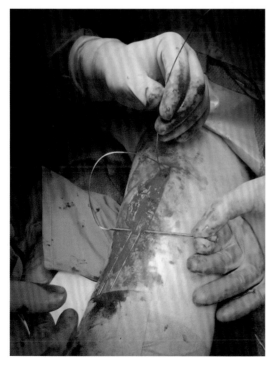

图 1.5　用套管对髌骨下极进行环扎

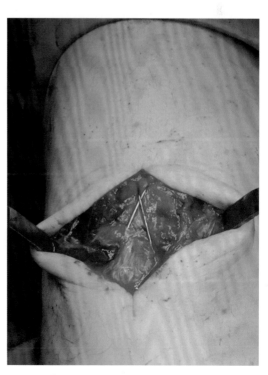

图 1.6　8 字缝合钛缆固定的正确位置

技术应结合沿骨折块的环扎技术（图1.7）。这种环扎极术在已有张力带的情况下对维持稳定、避免骨折移位有重要作用。

1.7.3.2 张力带外加拉力螺钉

在横行骨折中，2个主要骨折往往进一步碎成2块或3块。通常将小骨块钉到一起形成2个大骨块，这样就可以用张力带技术。只有2个主要骨块已被拉力螺钉重建才可能使用张力带技术。用点状复位钳临时复位固定以后，置入3.5 mm的克氏针。这种重建有一定的难度，因为骨折块里的拉力螺钉可能阻挡克氏针。为了避免这个问题，螺钉置入应贴着髌骨后表面，留给克氏针足够的空间。当骨折块太小以至于拉力螺钉不能固定时，则可以使用1.6 mm的克氏针。

髌骨极点骨折可以通过拉力螺钉坚强固定，外加使用张力带可以抵消弯曲力。

骨软骨骨折可以用拉力螺钉、克氏针或者两者结合固定（图1.8）。

1.7.3.3 部分及全髌骨切除术

严重的粉碎性骨折有大量的碎骨块，这是可以考虑使用部分髌骨切除术。部分髌骨切除术优于全髌骨切除，因为它使杠杆臂完好。部分髌骨切除术保留了髌骨的上、下极点。必要时将骨折块切除，修复则采用高强度的缝线将股四头肌肌腱或者髌腱

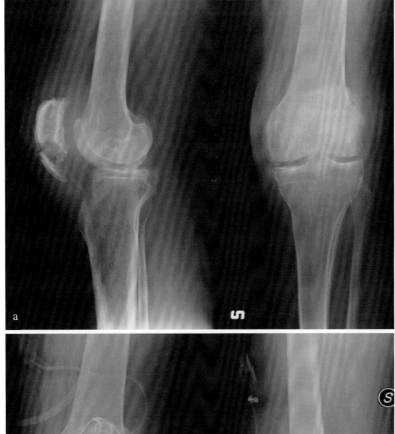
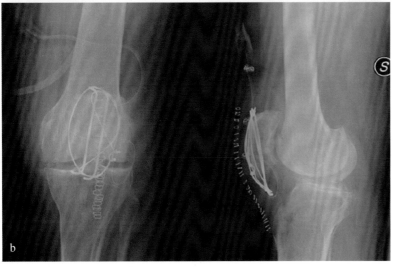

图1.7　a.髌骨的粉碎性移位骨折。b.用张力带和缝线环扎固定髌骨

通过骨隧道缝合至骨折块上。

如果粉碎性区域在髌骨中央，可从近端或者远端行切除术以移除粉碎性骨块。再按横行骨折的处理方式行切开复位固定。

目前，总体上不推荐对严重的髌骨骨折行全髌骨切除术。全髌骨切除有很大概率引起伸膝功能障碍[17]。

有些严重的粉碎性骨折或者手术修复失败，只能行髌骨切除术以修复损伤。将所有的骨折块和损伤的软组织通过锐性剥离移除，在保留尽可能多的伸膝功能后再行肌腱修复术。3~4 cm 的间隙可直接缝合。适度的髌骨或者髌韧带缩短有助于功能恢复，因为它增加了肌肉预负荷。如果直接缝合可行，股内侧斜肌有利于覆盖髌骨切除术后留下的缺损，这样可以促进肌力的保留和伸膝功能恢复[18]。

1.8 术后管理

骨折修复的稳定性决定了术后的治疗方案和康复训练。在坚强稳固的内固定下，患者可以早期主动功能锻炼或在佩戴膝关节铰链式支具的情况下进行部分到全部的负重锻炼。使用膝关节伸直位的铰

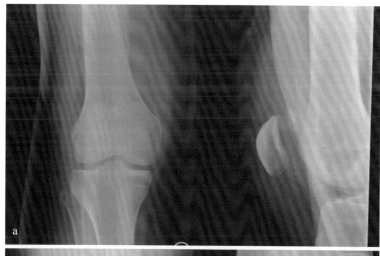

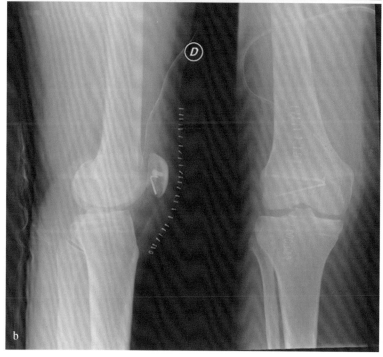

图 1.8　a. 髌骨内上角软骨骨折。b. 用螺钉和克氏针固定

链式支具可以有效减少康复过程中的伸肌张力。

基于伤口引流情况在术后第一或者第二天拔出引流管，随后安排患者的康复锻炼。在 6 周内，指导患者开展从 15 kg 到一半体重的逐步加强的部分负重锻炼，并在伤口愈合之后再进行膝关节屈曲至 90° 的康复锻炼。4~6 周后，在影像学证明骨折愈合的情况下，可以进行抗阻力训练。接下来的 3~6 个月，应逐步脱离支具恢复到正常运动，4~6 个月骨折完全愈合之前不应行剧烈运动。

为了防止粉碎性骨折固定不牢，需行长腿石膏或者伸直位铰链式支具固定。主动和被动屈伸锻炼应延迟至骨折愈合之后。

1.9 并发症

1.9.1 伤口不愈

不恰当的使用皮肤牵开器和切口处理可导致伤口愈合不佳。最佳的软组织切开应位于皮下筋膜和伸肌装置之间。为了保留皮肤血供、避免伤口切缘坏死，皮下组织不应从皮肤分开。

1.9.2 深部感染

大多数情况下髌骨骨折感染风险很低。开放性髌骨骨折的感染率是 10.7%[19]。

术后应及时识别切口感染并且按照标准流程处理。

外科清创引流术应使用到伤口愈合为止。内植物在针对性的清创术和静脉使用抗生素的情况下可以保留。被感染的骨头和所有坏死组织应行手术去除。如果伴随深部感染，建议整个疗程（6 周）使用敏感性抗生素。

1.9.3 内植物刺激

张力带技术的主要缺点是引起疼痛。这个问题很常见，可能与内植物刺激关节囊和肌腱有关。外科手术过程中应特别注意将突出的内植物埋入骨头和周围软组织中以免引起疼痛。

1.9.4 内植物失败

早期针对性的关节活动，骨折块可能由于固定不够牢固或者术后制动不够而发生再骨折。内植物在主要骨块位置丢失或者关节面不平稳的情况下需要修正复位。近端克氏针移位是常见的并发症。为了防止该并发症，克氏针末端应弯成圆形，然后把张力带的钛缆经近端两个圆环拉出，这样可以将克氏针稳定固定[20]。

1.9.5 活动受限

关节活动范围通常可以通过稳定的内固定和早期针对性的物理治疗获得。在屈曲受限的情况下，需要及时的理疗。保守治疗失败是麻醉状态下受控操作的指征。如果闭合性的关节松解术没有改善关节活动度，可考虑使用关节镜下关节松解术。关节镜术后均应开展针对性的物理治疗。

1.9.6 创伤后骨关节炎

骨关节炎伴随髌股疼痛可能是髌骨骨折的晚期并发症。关于髌骨骨折后并发膝关节炎的报道很少[4,21]。在长期的随访中，约 50% 的髌骨骨折患者影像学上呈现明显的膝关节炎症状。

1.10 结果

比较髌骨骨折后各种结果的研究很困难，大多数研究表明髌骨骨折固定术后愈合良好。近期，有 2 项研究已经发表，其中 Le Brun 等对 40 例髌骨骨折患者进行 1 年的前瞻性的随访研究，结果显示不佳[22]。研究表明，1/3 的内植物存留的患者报道有定期的内植物刺激症状，超过一半的患者要求去除内植物。约有 20% 的患者术后伸腿受限至少 5°。研究也报道患者伸肌力量下降的情况。第二项研究对临床上 50 例髌骨骨折患者进行了 6 个月、12 个月的随访评估，并与 50 例股四头肌或髌腱断裂的患者相比较。在 12 个月的随访中，两组患者在膝关节活动度、Tegner 膝关节运动评分、影像学、Lysholm 和 SF-36 评分方面没有显著差异。在髌骨骨折组，患者的大腿周径显著较小[23]。

髌骨骨折后的膝关节炎少有报道。Sorensen 报道了 64 例患者发生髌骨骨折后 10~30 年的情况（其中 22 例患者接受手术治疗）。约 55% 的手术患者和 69% 非手术患者无临床症状[21]。64 例患者中 45

例出现髌骨股骨关节的影像学改变，21 例患者有临床症状。另一个 40 例髌骨骨折的 30 年随访研究中，所有患者表现出侧面髌股关节腔间隙的减少（在骨折有缝隙或者关节面不协调的情况下更严重），其中包括骨关节炎，但是只有 14 例患者（35%）有主观不适[24]。在一项 40 例接受部分髌骨切除的髌骨骨折研究中，77.5%（31 例）患者结果优良，52.5%（21 例）患者在 X 线片中有髌股关节炎[25]。

参·考·文·献

[1] Bostrom A (1972) Fracture of the patella:a study of 422 patellar fractures. Acta Orthop Scand 143:1–80.

[2] Springorum HP, Siewe J, Dargel J, Schiffer G, Michael JW, Eysel P (2011) Classification and treatment of patella fractures. Orthopade 40(10):877–880.

[3] Court-Brown CM, Caesar B (2006) Epidemiology of adult fractures:a review. Injury 37(8):691–697.

[4] Nummi J (1971) Fracture of the patella:a clinical study of 707 patellar fractures. Ann Chir Gynaecol Fenn 179:1–85.

[5] Nummi J (1971) Operative treatment of patellar fractures.Acta Orthop Scand 42:437–438.

[6] Zionts LE (2002) Fractures around the knee in children.J Am Acad Orthop Surg 10(5):345–355, Review.

[7] Scilaris TA, Grantham JL, Prayson MJ, Marshall MP, Hamilton JJ, Williams JL (1998) Biomechanical 1 Patellar Fractures comparison of fixation methods in transverse patella fractures. J Orthop Trauma 12:356–359.

[8] Muller M, Allgower M, Schneider R, Willenegger H (1991) Manual of internal fixation:techniques recommended by the AO-ASIF group, 3rd edn. Springer, Berlin.

[9] Helfet DL, Haas NP, Schatzker J, Matter P, Moser R, Hanson B (2003) AO philosophy and principles of fracture management-its evolution and evaluation. J Bone Joint Surg Am Vol 85(6):1156–1160.

[10] Nord RM, Quach T, Walsh M, Pereira D, Tejwani NC (2009) Detection of traumatic arthrotomy of the knee using the saline solution load test. J Bone Joint Surg Am 91(1):66–70.

[11] Insall J, Salvati E (1971) Patella position in the normal knee joint. Radiology 101(1):101–104.

[12] Fracture and Dislocation Classification Compendium at http://www.ota.org/compendium/compendium.html.

[13] Bucholz RW, Heckman JD, Court-Brown C et al (eds) (2006) Rockwood and Green's fractures in adults, 6th edn. Lippincott Williams & Wilkins, Philadelphia.

[14] Insall JN, Scott WN (2006) Surgery of the knee, vol 2, 4th edn. Churchill Livingstone, New York.

[15] Melvin JS, Mehta S (2011) Patella fractures in adults. J Am Acad Orthop Surg 19(4):198–207.

[16] Della Rocca GJ (2013) Displaced patella fractures. JKneeSurg 26(5):293–299. doi:10.1055/s-0033-1353988, Epub 2013 Aug 21.

[17] Lennox IA, Cobb AG, Knowles J, Bentley G (1994) Knee function after patellectomy. A 12- to 48- year follow up. J Bone Joint Surg Br 76(3):485–487.

[18] Günal I, Taymaz A, Köse N, Göktürk E, Seber S (1997) Patellectomy with vastus medialis obliquus advancement for comminuted patellar fractures:a prospective randomised trial. J Bone Joint Surg Br 79(1):13–16.

[19] Torchia ME, Lewallen DG (1996) Open fractures of the patella. J Orthop Trauma 10:403–409.

[20] Us AK, Kinik H (1966) Self locking tension band technique in transverse patellar fractures. Int Orthop 20:357–358.

[21] Sorensen KH (1964) The late prognosis after fracture of the patella. Acta Orthop Scand 34:198–212.

[22] LeBrun CT, Langford JR, Sagi HC (2012) Functional outcomes after operatively treated patella fractures. J Orthop Trauma 26(7):422–426.

[23] Tejwani NC, Lekic N, Bechtel C, Montero N, Egol KA (2012) Outcomes after knee joint extensor mechanism disruptions:is better to fracture the patella or rupture the tendon? J Orthop Trauma 26(11):648–651.

[24] Edwards B, Johnell O, Redlund-Johnell I (1989) Patellar fractures. A 30-year follow-up. Acta Orthop Scand 60(6):712–714.

[25] Saltzman CL, Goulet JA, McClellan RT, Schneider LA, Matthews LS (1990) Results of treatment of displaced patellar fractures by partial patellectomy. J Bone Joint Surg Am 72(9):1279–1285 S. Zaffagnini et al.

2

胫骨髁间棘撕脱骨折

Jessica Hanley and Annunziato Amendola

王谦　译

摘要

■ 胫骨髁间棘撕脱骨折是一种相当少见的骨折类型，预计年均人群发生率为 3/100 000。这种类型损伤的发生率少于前交叉韧带（ACL）撕裂，特别是在成年人中。胫骨髁间棘撕脱骨折处理困难，但是对于这种类型的损伤，深入的理解和恰当的治疗尤为重要。本章节讨论此类损伤的手术、非手术治疗，以及患者预后及潜在的并发症。手术技术包括采用缝线或者螺钉固定的开放性手术或者关节镜下手术。

2.1 流行病学

胫骨髁间棘撕脱骨折首先由 A. Poncet 于 1987 年报道。他形象地描述此类损伤为"由前交叉韧带撕脱导致的髁间棘骨折"[1]。但是此类骨折的预计年均人群发生率为 3/100 000[2,3]。大多数情况下，此类骨折发生于 8~14 岁的青少年，但也可能发生于任何年龄段[4-7]。此类损伤发生率明显少于 ACL 撕裂，特别是在成年人中。另外，研究表明高达 40% 的病例合并半月板、侧副韧带以及关节软骨损伤[8-10]。对于胫骨髁间棘撕脱骨折的处理，大多数骨科医生以及运动医学专科医生都缺乏一定的经验。因此，很好地理解此类损伤，并且采用恰当的治疗方法才能避免由复位不良导致的不良预后结果。

2.2 损伤机制

胫骨髁间棘撕脱骨折多发生于高能量损伤，例如自行车或滑雪意外，摩托车碰撞以及接触类运动，比如足球、英式足球、英式橄榄球[11-14]。大多数患者描述为，膝关节屈曲位摔倒，并且胫骨相对于股骨内旋位扭伤，其损伤暴力类似于 ACL 撕裂的机制[5,15]。上述情况多发生于骨骼发育不完全的人群，因为其胫骨髁间棘尚未完全骨化。损伤暴力传递至膝关节，暴力传导至软骨而非韧带结构[10]。虽然很多类似的骨折并未合并 ACL 撕裂，但是暴力传导至 ACL，往往会导致其弱化并且最终导致临床不稳[16,17]。

当我们面对撕脱骨折的时候，需要深入理解膝关节的解剖及生物力学。胫骨髁间棘对于 ACL 的生物力学功能起到至关重要的作用。ACL 起于胫骨前缘边界后方 10~14 mm，延伸至内外侧胫骨隆突[10]。同内外侧半月板附着于胫骨髁间棘一样，ACL 也分别附着于胫骨髁间棘。因此，胫骨髁间棘骨折的结果也就类似于 ACL 撕裂。经 ACL 的血管来源于膝关节内侧动脉，其一般情况下不容易损伤。因此，胫骨髁间棘撕脱骨折并不容易发生骨折块缺血性坏死的情况[10]。

2.3 临床查体

　　胫骨髁间棘撕脱骨折多合并于高能量损伤，其典型表现为明显的疼痛、膝关节不稳、急性膝关节积血。患者不能负重，并维持膝关节于屈曲位。更多表现为膝关节的肿痛，而非撕脱骨块的撞击，以及膝关节伸直受限的典型表现。

　　获得详细完整的病史以及根据描述的物理查体尤为重要。对于患者神经血管征象的评估，全面的骨骼肌系统查体对于评估损伤的程度非常重要。此外，ACL、MCL、PCL 韧带的松弛度检查，可能存在的半月板及膝关节周围的骨性结构损伤都要考虑在内。Lachman 试验、前抽屉试验，轴移试验有助于评估前交叉韧带的完整性。然而，对于膝关节急性肿胀，轴移试验和前抽屉试验会导致疼痛，因此，Lachman 试验更为可取。后抽屉试验和下垂征有助于判断 PCL 损伤。膝关节间隙的触诊及内外翻应力试验也有助于排除其他膝关节相关损伤。这些物理检查对于膝关节急性损伤往往很难实施，但是可以通过逐步的全面检查获得评估。

2.4 影像及术前检查

　　对于任何可疑膝关节损伤，膝关节 X 线检查前后位及侧位片需要首先获得。X 线检查有助于确认胫骨髁间棘骨折，排除其他骨性结构异常。另外需要注意，不要将胫骨髁间棘撕脱骨折与股骨髁骨折或髌骨下极骨折相混淆。如果有任何不确定的情况，尤其是骨骼未发育完全的青少年患者，获得对侧膝关节的平片是更为明智的选择。Griffith 等认为，所有胫骨髁间棘撕脱骨折都可以通过 X 线检查明确诊断，但是，有时更进一步的影像学检查可以更好地明确骨折情况，以及为手术前规划提供有效的信息[18]。CT 或 MRI 检查并非绝对必要，但是有时可以提供更多细节，以助于提升决策制定及治疗规划（图 2.1）。

　　CT 扫描可以更好地呈现骨折细节，包括粉碎骨折块的数量、移位情况、移位方向、大小、形状以及胫骨髁间棘骨折的范围。上述信息有助于手术方式的确定。例如，CT 扫描可以有助于外科医生明确骨折块大小是否适合螺钉固定或者只能选择缝线固定。MRI 检查有助于术前提升膝关节合并损伤的判断，包括半月板、软骨、韧带损伤，以及隐蔽

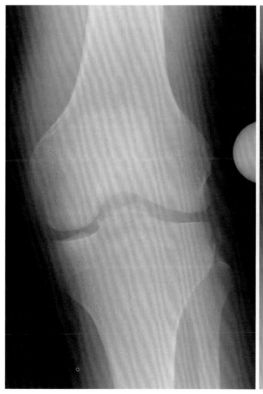
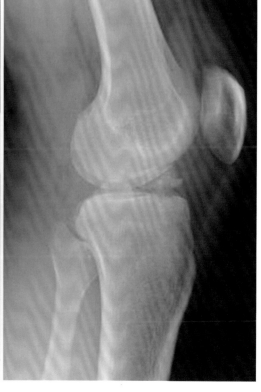

图 2.1　膝关节前后位及侧位片提示胫骨髁间棘撕脱骨折移位

的 ACL 损伤。这些进一步的检查有助于手术规划，包括是选择 ACL 重建还是骨折固定。并且，详细的检查还有助于发现小儿骨骺损伤等容易漏诊的情况。重建以及 ACL 移植物的选择也取决于 MRI 检查对于膝关节损伤的判断（图 2.2）。

2.5 分型

胫骨髁间棘撕脱骨折的分型最早由 Marvin Meyers 及 Francis McKeever 于 1959 年报道。Meyers & McKeever 分型系统相对简单，并且基于膝关节侧位片骨折块的移位程度判断[11]。最初分为 3 型：Ⅰ型，无移位或轻微移位骨折；Ⅱ型移位程度超过Ⅰ型，骨折块前半部分自骨床撕脱分离；Ⅲ型骨折块自胫骨隆突侧骨床完全撕脱，没有骨性接触。Zaricznyj 于 1977 年在原有分型基础上增加了第四型。Ⅳ型描述了一种胫骨髁间棘粉碎性骨折[19]。自最初的 Meyers & McKeever 分型提出以来，Ⅲ型骨折又根据 ACL 足迹累及的范围，又分出亚型。Lubowitz 等报道ⅢA 型为仅累及 ACL 止点的胫骨髁间棘骨折，ⅢB 型为累及了整个胫骨髁间棘的骨折，而不仅仅是 ACL 止点的骨折（图 2.3，表 2.1）。

2.6 适应证

胫骨髁间棘撕脱骨折的特征及分型对于治疗方式的选择至关重要。治疗的目的在于，维持胫骨平台的完整性，增加膝关节的稳定性及维持 ACL 的功能，消除任何创伤导致的机械阻碍，最终使得患者恢复至受伤前的功能水平。

2.6.1 无移位骨折

非手术治疗仅适用于Ⅰ型及Ⅱ型骨折。如果胫骨髁间棘骨折为轻微移位或者无移位骨折，关节腔积血需要急诊抽出，并且膝关节需要一段时间的制动，通常为 4~8 周时间。患肢需要长腿石膏或者支具固定于完全伸直位。

然而，至于理想的屈曲位制动角度，目前仍然存在争议。Beaty 和 Kumar 认为屈膝 10°~15° 是理想的制动位置[20]。Meyers 和 McKeever 以及 Willis 等推荐屈膝 20° 位[11,21]。

Fyfe 和 Jackson 提议，因为 ACL 伸直位属于紧张状态，屈膝 30°~50° 位对于减少撕脱骨折块的张力更为理想[22]。应当避免膝关节固定于过伸位，因为过伸位会导致腘血管处于不必要的张力位置，从而使得患者处于血管损伤或者筋膜间室综合征的风险。另外，当患者处于过伸位，其主观不适感也会较为明显。

总之，保守治疗的关键在于胫骨髁间棘处于解剖或接近解剖位置的复位。即使 ACL 伸直位紧张，骨块复位伸直位也还是优于屈曲位。放射影像学检查用于确保良好的力线，通常侧位片需要 <3 mm 的移位。膝关节完全伸直位时胫骨髁间棘可以实现解剖复位，因此笔者建议患肢固定于完全伸直位。

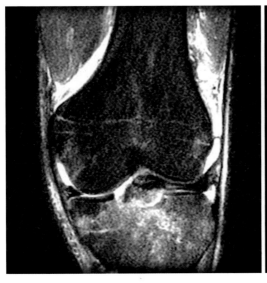
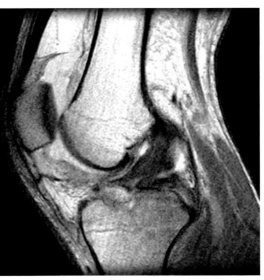

图 2.2 MRI 检查用于胫骨髁间棘撕脱骨折的诊断

患者石膏固定后需要影像学及临床检查密切随访 1 周或 2 周。制动的时间需要考虑达到放射学愈合的标准，以及患者的年龄、治疗依从性等。儿童通常需要制动 4~6 周，而骨骼发育完全的患者往往需要更长的制动时间，通常为 6~8 周。

患者在制动期间，需要达到严格的非负重。我们的建议是直到影像学检查明确提示骨性愈合，才能开始膝关节主、被动活动。一般情况下，患者在伤后近 3~4 个月后才能达到伤前的膝关节活动范围及活动水平。

Ⅱ型骨折的非手术治疗是另外一个争论的焦点。争论的问题在于对于这种类型的骨折，闭合复位是否达到效果。闭合复位通常比较困难，强迫过伸位可能导致后期骨块移位。并且由于机械阻挡的存在，而导致闭合复位的困难。通常，内侧半月板前角卡在骨块间，从而影响骨块的解剖复位。也有报道外侧半月板和内侧副韧带嵌于骨折块间。Kocher 等报道，49 例Ⅱ型骨折的青少年患者行关节镜检查，发现其中 26 例发生软组织嵌顿的情况[9]。

2.6.2 移位骨折

Ⅲ、Ⅳ型以及闭合复位失败的Ⅱ型骨折，通常选择手术治疗，除非患者的一般情况不适合手术的实施[19,23,24]。以往，手术会选择关节切开内固定。虽然存在一定的技术难度，但是关节镜及微创技术日渐成为治疗趋势。胫骨髁间棘撕脱骨折的关节镜下治疗最初由 McLennan 于 1985 年报道[25]。虽然

关节镜下治疗日渐成为趋势所在，但是并不表明一种技术优于另一种技术。治疗方法取决于哪种方法更为习惯和熟练。手术技巧将在后续的内容中进行讨论。

ACL 通常与骨折块连为一体，但是有时也会发生 ACL 的结构损伤或者松弛。膝关节不稳通常不是这种类型的韧带损伤需要考虑的问题。对于一项关于儿童的长期随访表明，74% 的病例 KT-100 测试存在韧带松弛，但是不合并主观的膝关节不稳的主诉[21]。至于是否重建 ACL 韧带或者修复其他韧带结构，仍然存在争议。当胫骨髁间棘骨折愈合后仍然存在膝关节症状明显的松弛或不稳，才建议行 ACL 重建手术[5,10,26,27]。

2.7 手术技巧

2.7.1 麻醉

硬膜外、腰麻或者全麻都适用于胫骨髁间棘撕脱骨折的手术治疗。小儿一般推荐采用全麻，成人一般推荐采用全麻加神经阻滞麻醉。

2.7.2 体位

患者体位的选择依赖于主刀医生的偏好及手术切口的选择。

目前关节镜下手术是主流，患者取仰卧位，患

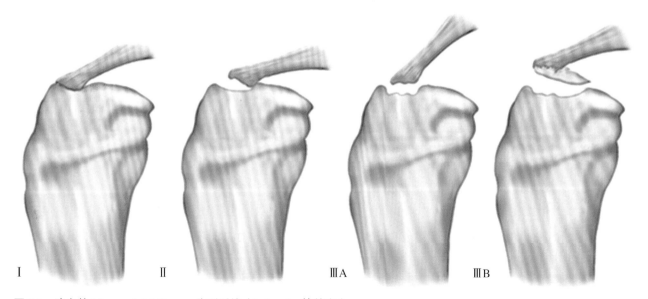

图 2.3　改良的 Meyers & McKeever 分型系统（Lubowitz 等补充）

肢挡板固定，床板置于屈曲位或者伸直位。对侧肢体外展远离术区，便于关节镜设备术中操作方便。非消毒电动止血带固定于患肢备用，必要时止血带止血。如果是开放固定，患肢一般置于仰卧位，便于术者的观察和操作。开放手术一般适用于胫骨髁间棘范围较广的骨折或者膝关节多发韧带损伤以及撕脱骨折仅为损伤的一部分。这些内容本章节不做讨论。

表 2.1　改良的 Meyers & McKeever 分型系统

Ⅰ 型	Ⅱ 型	Ⅲ 型	Ⅳ 型
• 骨块对位良好 • 胫骨前缘轻微抬高	• 骨块移位较 Ⅰ 型明显 • 骨块前 1/3~1/2 有骨床抬高分离 • X 线侧位鸟嘴样改变	• 骨块完全撕脱 • 骨折块和胫骨骨床没有骨性连接 • 骨块可能存在旋转 • Ⅲ A 仅 ACL 止点撕脱 • Ⅲ B 整个胫骨髁间棘撕脱	• 骨块明显粉碎 • 完全撕脱损伤 • 骨块和胫骨骨床没有骨性连接

2.7.3 手术入路推荐：关节镜下复位及内固定

2.7.3.1 关节镜下复位螺钉固定

采用关节镜前内及前外侧入路，便于镜下观察及诊断。关节镜下全面的检查包括软骨、韧带损伤的检查，应当先于固定的操作。镜下需要将骨块周围的软组织充分清理，并且是作为任何骨折固定的标准操作流程。对于任何半月板的卡压（尤其是内侧半月板前角），需要用探钩解除卡压，有助于骨块复位。充分的解剖复位对于良好的预后至关重要。骨折复位需要在直视下复位。如果是单独的大块骨块，可以采用探钩、抓钳或者骨剥进行复位。一旦骨折块复位满意，并且螺钉固定位置确定，前正中髌韧带入路需要用来作为辅助入路。在外侧入路监视，内侧入路复位的情况下，3.5 mm 或者 4.0 mm 的克氏针或导针通过髌前正中入路临时固定。术中透视确认骨折复位及固定情况。

一旦骨折准确复位，空心钻开口，1 枚或 2 枚空心钉经髌前正中入路固定。螺钉固定后，骨折块的长度至少 3 倍于螺钉的直径，以防止骨块的碎裂[28]。也可依据骨块的类型和外科医生的经验，可选择缝线固定。但是对于Ⅳ型骨折螺钉固定就不合适，因为Ⅳ型骨折骨块粉碎，螺钉没有足够的骨块把持（图 2.4、图 2.5）。

2.7.3.2 关节镜下复位缝线固定

如果骨折块较小或者粉碎且 ACL 结构良好，需要缝合或 ACL 重建或者缝合加重建。缝合固定在上述情况具有优势，近年文献已有多种手术方式报道[8,27,29-33]。如果采用缝合修补，需要用到 ACL 定位器、2.4 mm 无螺纹导针以及过线装置。

骨块已复位或待复位（克氏针可用于骨块的临时固定，操作装置如前所述），自内侧入路置入 ACL 导向器，于骨块前方打入 2 枚 2.4 mm 导针。移除 1 枚导针，通过 2.4 钻孔置入过线器于关节腔。

在内侧入路，不可吸收线自 ACL 基底部位软组织固定，由过线器经骨道推结，经另一枚导针制造骨道重复上述操作。第二个结可以由外侧入路操

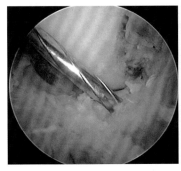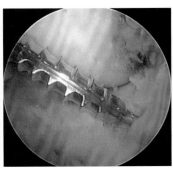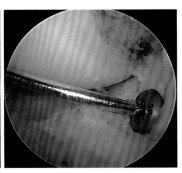

图 2.4　胫骨髁间棘撕脱骨折螺钉固定

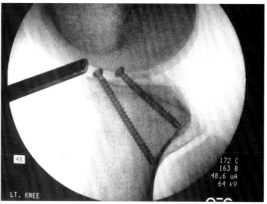

图 2.5 胫骨髁间棘撕脱骨折螺钉术中透视

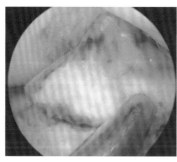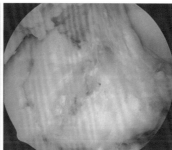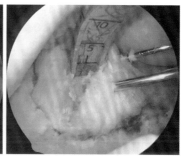

图 2.6 胫骨髁间棘撕脱骨折关节镜下复位

作，并且将镜头置入内侧入路观察。

2 个线结可以在胫骨前方的骨桥上方打紧，必要时可以上方增加纽扣打紧。直视下观察 ACL 经骨道拉紧于骨床，并且确认复位及拉紧。必要的话可以增加额外的线结固定。

2.7.3.3 螺钉对比缝合固定

生物力学研究有报道缝合与螺钉固定的比较。Bong 和 Eggers 等报道，缝线固定在循环加载实验中较螺钉固定有更大的固定强度[34,35]。两项研究均表明纤维缝线固定与螺钉固定相比，具备更高的极限生物力学强度和失效载荷。Eggers 等报道，在一枚螺钉的基础上增加另一枚螺钉对固定强度的增加没有帮助。

Tsukada 等报道，顺行螺钉固定在持续循环加载实验方面，结果稍好于逆行螺钉固定或缝线固定[36]。Mahar 等报道，缝线固定与螺钉固定相比没有差异，并且两种固定方法都可作为备选方案[37]。总之，尸体研究表明两种方法的差异有限，难分高下。功能结果亦提示两者结果相当[26]。不过，值得一提的是螺钉固定因为螺钉突出或刺激，存在更高的再手术发生率。最为重要的是主刀医生需要熟练的关节镜下技术，这样才能实现稳定的固定（图 2.6）。

2.7.4 切开复位内固定

对于切开手术入路，切口自髌下极至胫骨结节正中偏内侧切口。仔细分离软组织后，行髌韧带内侧关节切开术。髌韧带及髌骨向外侧牵开显露髌下脂肪垫，切除部分髌下脂肪垫，便于显露胫骨平台及胫骨髁间棘。仔细检查并保护半月板及半月板横韧带，这些结构有可能受到损伤或者嵌入骨折块中。明确损伤或者嵌入有助于获得解剖复位。固定技术等同于螺钉固定或镜下经骨道缝线缝合。

2.8 术后康复

无论采用什么方法固定，切开或者关节镜下缝线或螺钉固定，术后早期功能锻炼都尤为重要。胫骨棘撕脱骨折固定后存在较高的膝关节活动受限的发生率。患者往往由于疼痛或者担心再次受伤，而畏惧进行积极充分的膝关节屈伸活动。如果由于大量瘢痕导致功能锻炼不足，患者将可能导致永久的屈曲畸形，并且需要额外的手术处理关节纤维化[30,38,39]。

负重或者制动很大程度上取决于骨折类型以及骨折本身的情况，还有骨折固定的情况以及患者的依从性。这些情况千变万化，所以术后康复需要因人而异。Ⅰ型骨折非手术治疗通常需要石膏固定、制动、免负重 4 周（儿童）和 6 周（成人）。随后，开始适度的屈伸锻炼和保护下负重。手术后的患者需要将膝关节置于支具或石膏伸直位固定 2 周，并且进行早期的屈伸功能锻炼，防止膝关节僵硬。依据骨折类型及稳定与否，负重情况有所不同。然而，对于大多数患者，术后开始的 2 周仍需避免负重，并且根据耐受情况渐进负重。

2.9 并发症

虽然胫骨髁间棘撕脱骨折的并发症罕见，但仍然值得讨论。固定失效或内植物刺激是较为严重的并发症。内固定失效将会导致骨折畸形愈合或者不愈合，此类患者将产生膝关节疼痛、松弛及不稳、膝关节屈伸受限以及关节撞击。虽然畸形愈合及不愈合并不常见，但是一旦发生，其结果将是灾难性的。明显的畸形愈合将导致膝关节伸直位撞击，并导致伸膝 5°~10° 丢失，伴随膝关节前方痛。再次手术才有可能治疗上述并发症[40-42]。对于明显的畸形愈合或不愈合，翻修固定以及合并或不合并骨移植的手术将有必要实施[43,44]。

固定失效还会导致内固定装置刺激引起的软骨损伤，如果手术操作得当，上述并发症有希望避免。选择 1 枚或 2 枚直径 < 4 mm 的螺钉将减少内固定刺激的并发症。埋头螺钉或者无头螺钉也可避免螺钉刺激的发生。对于粉碎性骨折，螺钉不能获得足够的骨块固定，缝线固定更加合适。而且，螺钉固定与缝线固定相比有更高的再手术发生率[4]。

ACL 松弛或不稳，是胫骨髁间棘撕脱骨折术后可能存在的并发症。文献报道 74% 的小儿患者存在韧带松弛，但是没有出现主观的膝关节不稳症状[16]。类似的松弛通常不需要手术治疗，除非患者有症状产生。如果产生症状，需要选择进行 ACL 重建手术[5,10,26,27]。

无论手术与否，膝关节僵硬也是可能存在的并发症。高达 60% 的胫骨结节撕脱骨折可能发生膝关节僵硬，往往导致 5°~10° 膝关节伸直受限。上述情况的预防，可以通过解剖复位及适度的功能锻炼以及鼓励患者进行积极的功能锻炼实现[30,38,39]。

复位不良导致的伸直受限前文已经述及。关节纤维化虽然不太常见，但是也可发生于胫骨髁间棘撕脱骨折或者类似骨折的手术治疗后。虽然机制尚不明了，但与纤维瘢痕形成的基因易感性相关。类似过度的炎症反应导致了关节瘢痕的形成，进而导致了膝关节屈伸受限的发生。术后 3 个月内进行手术治疗，以便获得额外的膝关节活动范围。

未成年人骨骺损伤是潜在的并发症，但是骺板微小的钻孔及避免经骨骺固定后，其发生率甚为少见[33,45,46]。

2.10 结果和结论

正因为胫骨结节撕脱骨折非常少见，所以有关于患者预后的文献报道和笔者的经验都是有限的。文献报道数量较少，而且报道并没有区分成年患者和青少年患者。胫骨结节撕脱骨折的预后与以下因素相关：损伤严重程度、手术与非手术治疗、治疗时机、固定类型、康复策略以及患者的依从性。

大部分患者经过合理的治疗预后良好。文献报道，与胫骨髁间棘骨折完全移位的病例相比，Ⅰ、Ⅱ型骨折的膝关节松弛、活动受限的发生率均较低。之前提及过，非手术治疗的原则是无移位骨折或轻微移位骨折。功能结果与膝关节活动度、稳定性、骨折愈合与否、残余痛以及术后运动功能相关[13]。客观评价指标包括常用的 IKDC 评分、Lysholm 评分、Tegner 评分[15,26]。可以肯定的是，主观评价的提高与早期活动及术后康复相关[28,39,40]。

几篇文献报道Ⅲ型骨折非手术治疗的患者预后不良[47-49]。有文献回顾性报道 61 例青少年胫骨髁间棘撕脱骨折移位程度与关节松弛度有直接的相关性[26]。大多数移位骨折实施了关节镜下复位内固定（ARIF）或者切开复位内固定（ORIF）。近期一项 Meta 分析报道了一组总数 308 例胫骨结节撕脱骨折病例，16 组数据分析表明手术内固定具有明显优势。尽管手术治疗或者非手术治疗的患者重返运动的水平一致，但是合并分析的结果表明，非手术治疗的患者有较高的主观不适发生率。另外，此项研究表明，采用非手术治疗的患者中 70% 的患者客观评价（KT-1000，Lachman 等）结果为差，而手术治疗组的占比为 14%。非手术治疗组实施 ACL

重建的比例是手术组的 10 倍 [4]。

至于手术方法的选择，目前仍然没有证据表明 ORIF 和关节镜下复位固定孰优孰劣 [50]。Watts 等的关于 18 岁以下病例的回顾性研究表明，手术切口并非关节纤维化的独立危险因素 [51]。ORIF 和 ARIF 在治疗胫骨髁间棘撕脱骨折方面不分伯仲。然而，关节镜技术的应用是大势所趋，微创技术是治疗的首选。

缝线固定与螺钉固定相比，两种技术在恢复患者膝关节主观稳定性方面都比较有效。对于 IV 型骨折，由于骨块粉碎，缝线固定与螺钉固定相比有更好的骨块把持力。但是生物力学研究并没有提示哪种固定方法更优 [34-37]。Seon 等比较了 II 型和 III 型骨折采用缝线和螺钉固定，结果提示没有功能性差异 [52]。此外，在后期 ACL 重建率方面两者没有差异 [4]。螺钉固定因为内固定取出，存在更高的再手术率，大约 65% 的患者需要实施再次手术 [4]。

如前所述，罕有漏诊导致的骨不连或者延迟愈合的报道，并且大多数移位骨折采用石膏固定。有几篇关于骨不连或者延迟愈合的 ACL 重建患者，以及翻修清创或者有症状残留的患者报道 [40-42]。在骨不连或者延迟愈合的处理中，螺钉固定优于缝线固定 [43]。如果复位不良或者初次手术不当也会导致畸形愈合的发生，虽然少见，但是也会导致屈曲挛缩，并且需要再次手术 [53]。也有少数关于远期并发症的报道，例如生长停滞或者内固定失败。生长板保留技术减少了生长停滞的风险，术中恰当合理的固定可以将上述并发症发生的风险降至最低，最终改善患者的预后。

参·考·文·献

[1] Poncet A (1875) Arrachement de l'epine du tibia al'insertion du ligament croise anterieur. Bull MemSoc Chir Paris 1: 883–8842.

[2] Skak SV, Jensen TT, Poulsen TD, Sturup J (1987) Epidemiology of knee injuries in children. ActaOrthop Scand 58: 78–813.

[3] Anderson CN, Anderson AF (2011) Tibial eminence fractures. Clin Sports Med 30: 727–7424.

[4] Bogunovic L, Tarabichi M, Harris D, Wright R (2015) Treatment of tibial eminence fractures: a systematic review. J Knee Surg 28: 255–2625.

[5] Lubowitz JH, Elson WS, Guttmann D (2005) Part II: arthroscopic treatment of tibial plateau fractures: intercondylar eminence avulsion fractures. Arthrosc J Arthrosc Relat Surg Off Publ Arthrosc Assoc N AmInt Arthrosc Assoc 21: 86–926.

[6] Luhmann SJ (2003) Acute traumatic knee effusions in children and adolescents. J Pediatr Orthop 23: 199–2027.

[7] Eiskjaer S, Larsen ST, Schmidt MB (1988) The significance of hemarthrosis of the knee in children.Arch Orthop Trauma Surg 107: 96–988.

[8] Kogan MG, Marks P, Amendola A (1997) Technique for arthroscopic suture fixation of displaced tibialintercondylar eminence fractures. Arthrosc J Arthrosc Relat Surg Off Publ Arthrosc Assoc N Int Arthrosc Assoc 13: 301–3069.

[9] Kocher MS, Micheli LJ, Gerbino P, Hresko MT (2003) Tibial eminence fractures in children: prevalence of meniscal entrapment. Am J Sports Med 31: 404–40710.

[10] Lafrance RM, Giordano B, Goldblatt J, Voloshin I, Maloney M (2010) Pediatric tibial eminence fractures: evaluation and management. J Am Acad Orthop Surg 18: 395–40511.

[11] Meyers MH, Mc KF (1959) Fracture of the intercondy-lareminence of the tibia. J Bone Joint Surg Am41-A: 209–220; discussion 20–22.

[12] Aderinto J, Walmsley P, Keating JF (2008) Fractures of the tibial spine: epidemiology and outcome. Knee15: 164–16713.

[13] Wilfi nger C, Castellani C, Raith J, Pilhatsch A, Hollwarth ME, Weinberg AM (2009) Nonoperative treatment of tibial spine fractures in children-38 patients with a minimum follow-up of 1 year. J Orthop Trauma 23: 519–52414.

[14] Casalonga A, Bourelle S, Chalencon F, De Oliviera L, Gautheron V, Cottalorda J (2010) Tibial intercondylareminence fractures in children: the long-term perspective. Orthop Traumatol Surg Research OTSR96: 525–53015.

[15] Wiley JJ, Baxter MP (1990) Tibial spine fractures in children. Clin Orthop Relat Res 54–6016.

[16] Kocher MS, Foreman ES, Micheli LJ (2003) Laxity and functional outcome after arthroscopic reduction and internal fixation of displaced tibial spine fractures in children. Arthrosc J Arthrosc Relat Surg Off Publ Arthrosc Assoc N Am Int Arthrosc Assoc 19: 1085–109017.

[17] Noyes FR, De Lucas JL, Torvik PJ (1974) Biomechanics of anterior cruciate ligament failure: an analysis of strain-rate sensitivity and mechanisms of failure in primates. J Bone Joint Surg Am 56: 236–25318.

[18] Griffith JF, Antonio GE, Tong CW, Ming CK (2004) Cruciate ligament avulsion fractures. Arthrosc J Arthrosc Relat Surg Off Publ Arthrosc Assoc N AmInt Arthrosc Assoc 20: 803–81219.

[19] Zaricznyj B (1977) Avulsion fracture of the tibial eminence: treatment by open reduction and pinning. J Bone Joint Surg Am 59: 1111–111420.

[20] Beaty JH, Kumar A (1994) Fractures about the kneein children. J Bone Joint Surg Am 76: 1870–188021.

[21] Willis RB, Blokker C, Stoll TM, Paterson DC, GalpinRD (1993) Long-term follow-up of anterior tibialeminence fractures. J Pediatr Orthop 13: 361–36422.

[22] Fyfe IS, Jackson JP (1981) Tibial intercondylar fractures in children: a review of the classification and the treatment of mal-union. Injury 13: 165–16923.

[23] Mulhall KJ, Dowdall J, Grannell M, McCabe JP(1999) Tibial spine fractures: an analysis of outcome insurgically treated type Ⅲ injuries. Injury 30: 289–29224.

[24] Molander ML, Wallin G, Wikstad Ⅰ (1981) Fracture of the intercondylar eminence of the tibia: a review of 35 patients. J Bone Joint Surg 63-B: 89–9125.

[25] McLennan JG (1982) The role of arthroscopic surgery in the treatment of fractures of the intercondylar eminence of the tibia. J Bone Joint Surg 64: 477–48026.

[26] Janarv PM, Westblad P, Johansson C, Hirsch G (1995)Long-term follow-up of anterior tibial spine fractures in children. J Pediatr Orthop 15: 63–6827.

[27] Matthews DE, Geissler WB (1994) Arthroscopicsuture fixation of displaced tibial eminence fractures. Arthrosc J Arthrosc Relat Surg Off Publ Arthrosc Assoc N Am Int Arthrosc Assoc 10: 418–42328.

[28] Berg EE (1993) Comminuted tibial eminence anterior cruciate ligament avulsion fractures: failure of arthroscopic treatment. Arthrosc J Arthrosc RelatSurg Off Publ Arthrosc Assoc N Am Int ArthroscAssoc 9: 446–450.

[29] Hunter RE, Willis JA (2004) Arthroscopic fixation of avulsion fractures of the tibial eminence: technique and outcome. Arthrosc J Arthrosc Relat Surg Off Publ Arthrosc Assoc N Am Int Arthrosc Assoc 20: 113–12130.

[30] Huang TW, Hsu KY, Cheng CY et al (2008) Arthroscopic suture fixation of tibial eminence avulsion fractures. Arthrosc J Arthrosc Relat Surg Off Publ Arthrosc AssocN Am Int Arthrosc Assoc 24: 1232–123831.

[31] Kim SJ, Shin SJ, Choi NH, Cho SK (2001) Arthroscopically assisted treatment of avulsion fractures of the posterior cruciate ligament from the tibia. J Bone Joint Surg Am 83-A: 698–70832.

[32] Lehman RA Jr, Murphy KP, Machen MS, Kuklo TR (2003) Modified arthroscopic suture fixation of a displaced tibial eminence fracture. Arthrosc J Arthrosc Relat Surg Off Publ Arthrosc Assoc N Am IntArthrosc Assoc 19, E633.

[33] Hirschmann MT, Mayer RR, Kentsch A, FriederichNF (2009) Physeal sparing arthroscopic fixation of displaced tibial eminence fractures: a new surgical technique. Knee Surg Sports Traumatol Arthrosc Off JESSKA 17: 741–74734.

[34] Bong MR, Romero A, Kubiak E et al (2005) Suture versus screw fixation of displaced tibial eminencefractures: a biomechanical comparison. Arthrosc J Arthrosc Relat Surg Off Publ Arthrosc Assoc N AmInt Arthrosc Assoc 21: 1172–117635.

[35] Eggers AK, Becker C, Weimann A et al (2007) Biomechanical evaluation of different fixation methods for tibial eminence fractures. Am J Sports Med 35: 404–41036.

[36] Tsukada H, Ishibashi Y, Tsuda E, Hiraga Y, Toh S (2005) A biomechanical comparison of repair techniques for anterior cruciate ligament tibial avulsion fracture under cyclic loading. Arthrosc J Arthrosc Relat Surg Off Publ Arthrosc Assoc N Am IntArthrosc Assoc 21: 1197–120137.

[37] Mahar AT, Duncan D, Oka R, Lowry A, Gillingham B, Chambers H (2008) Biomechanical comparison off our different fixation techniques for pediatric tibial eminence avulsion fractures. J Pediatr Orthop 28: 159–16238.

[38] Vander Have KL, Ganley TJ, Kocher MS, Price CT, Herrera-Soto JA (2010) Arthrofibrosis after surgical fixation of tibial eminence fractures in children and adolescents. Am J Sports Med 38: 298–30139.

[39] Patel NM, Park MJ, Sampson NR, Ganley TJ (2012)Tibial eminence fractures in children: earlier post treatment mobilization results in improved outcomes. J Pediatr Orthop 32: 139–14440.

[40] Kawate K, Fujisawa Y, Yajima H, Sugimoto K, Habata T, Takakura Y (2005) Seventeen-year follow-up of are attachment of a nonunited anterior tibial spine avulsion fracture. Arthrosc J Arthrosc Relat Surg Off Publ Arthrosc Assoc N Am Int Arthrosc Assoc 21: 760.

[41] Panni AS, Milano G, Tartarone M, Fabbriciani C (1998) Arthroscopic treatment of malunited and nonunited avulsion fractures of the anterior tibial spine. Arthrosc J Arthrosc Relat Surg Off Publ Arthrosc Assoc N Am Int Arthrosc Assoc 14: 233–24042.

[42] Horibe S, Shi K, Mitsuoka T, Hamada M, Matsumoto N, Toritsuka Y (2000) Nonunited avulsion fractures of the intercondylar eminence of the tibia. Arthrosc J Arthrosc Relat Surg Off Publ Arthrosc Assoc N Am Int Arthrosc Assoc 16: 757–76243.

[43] Vargas B, Lutz N, Dutoit M, Zambelli PY (2009) Nonunion after fracture of the anterior tibial spine: case report and review of the literature. J Pediatr Orthop B 18: 90–9244.

[44] Keys GW, Walters J (1988) Nonunion of intercondy lareminence fracture of the tibia. J Trauma28: 870–87145.

[45] Vega JR, Irribarra LA, Baar AK, Iniguez M, Salgado M, Gana N (2008) Arthroscopic fixation of displaced tibial eminence fractures: a new growth plate-sparing method. Arthrosc J Arthrosc Relat Surg Off Publ Arthrosc Assoc N Am Int Arthrosc Assoc24: 1239–124346.

[46] Johnson DL, Durbin TC (2012) Physeal-sparing tibial eminence fracture fixation with a headless compression screw. Orthopedics 35: 604–60847.

[47] McLennan JG (1995) Lessons learned after second look arthroscopy in type Ⅲ fractures of the tibial spine. J Pediatr Orthop 15: 59–6248.

[48] Oostvogel HJ, Klasen HJ, Reddingius RE (1988) Fractures of the intercondylar eminence in children and adolescents. Arch Orthop Trauma Surg107: 242–24749.

[49] Tudisco C, Giovarruscio R, Febo A, Savarese E, Bisicchia S (2010) Intercondylar eminence avulsion fracture in children: long-term follow-up of 14 case sat the end of skeletal growth. J Pediatr Orthop B19: 403–40850.

[50] Gans I, Baldwin KD, Ganley TJ (2013) Treatment and management outcomes of tibial eminence fractures inpediatric patients: a systematic review. Am J Sports Med 42: 1743–175051.

[51] Watts CD, Larson AN, Milbrandt TA (2015) Open versus arthroscopic reduction for tibial eminence fracture fixation in children. J Pediatr Orthop 36: 437–439.

[52] Seon JK, Park SJ, Lee KB et al (2009) A clinical comparison of screw and suture fixation of anterior cruciateligament tibial avulsion fractures. Am J Sports Med 37: 2334–233953.

[53] Luger EJ, Arbel R, Eichenblat MS, Menachem A, Dekel S (1994) Femoral notchplasty in the treatment of malunited intercondylar eminence fractures of thetibia. Arthrosc J Arthrosc Relat Surg Off Publ Arthrosc Assoc N Am Int Arthrosc Assoc10: 550–551.

3

股骨远端骨折（关节外）的管理

Seth R. Yarboro and Robert F. Ostrum

吴剑宏　译

摘要

- 关节外的股骨远端骨折是骨科领域具有挑战性的损伤，它比股骨近端和股骨干骨折更罕见。随着内植物设计和技术的改进，骨折愈合率以及并发症率都有所改善。目前，这类骨折最常见的治疗方法是外侧锁定钢板或者髓内钉，但目前还没有展现出良好的效果。选择适当的内植物需考虑因素包括骨折粉碎程度、骨折线离关节面的距离和向关节内的延伸程度。远端股骨固定的并发症包括骨折不愈合，内植物失效和对位不良。这些并发症可能严重影响功能和影像学结果，必须谨慎考虑操作策略才能实现最佳的骨折固定及对位。

3.1 流行病学

　　和许多创伤性骨折一样，股骨远端骨折的发生呈双峰分布，年轻人为高能量损伤而骨质疏松的老年人则为低能量损伤。这种骨折占所有骨折的1%，且低于占所有骨折5%的股骨近端骨折[1]。5%~10%的远端骨折为开放性骨折[2]，尽管其他研究证明有更高的比例[2,13]。

3.2 受伤机制

　　受伤机制可能涉及轴向载荷、弯曲力、旋转或任何组合。骨折类型可能反映受伤机制（如旋转损伤暴力导致的螺旋性骨折，或高能轴向载荷导致的粉碎骨折）。高能机制也导致相对较大程度的骨骼和软组织剥离而可能最终导致开放性骨折。开放性骨折伤口通常位于前方，通常引起股四头肌肌腱不同程度的损伤。高能量损伤通常发生在汽车或摩托车车祸，反之，低能量损伤往往是从站立高度摔落的结果。

3.3 临床检查

　　临床检查始于高级创伤生命支持（ATLS）方案，尤其针对高能损伤机制的患者。特定肢体检查首先涉及神经血管检查从而详述再灌注和神经损伤。必须检查皮肤有无开放骨折的迹象。检查下肢的休息体位用来判断畸形，同时，检查臀部、大腿以及膝关节的稳定性。肿胀和瘀青常出现于受伤的部位。在检查最初就要考虑和排除筋膜间室综合征。由于靠近骨折部位，膝关节的韧带检查可能会困难，但仍然应当考虑。

3.4 影像及术前检查

　　必须获得股骨全长的X线片以充分评估股骨远

端骨折并排查其他位置的同侧股骨骨折。要测量从关节面到骨折的距离，这在考虑选择内植物时很重要。CT 扫描有助于检查粉碎骨折，骨折线延伸到髁间的骨折（详见股骨远端关节内骨折一章），以及冠状面骨折（Hoffa 骨折）。

任何有关血管损伤的怀疑都需要获得其踝肱指数（ABI）。任何被怀疑有血管损伤且其 ABI 指数 < 0.9 的患者都要进行血管手术及下肢血管造影术来检查。

3.5 分类

出于实用目的，很多骨科医师会使用一种描述性的股骨远端骨折的分类方式。然而，AO/OTA 分类最常用于股骨远端骨折。AO/OTA 分类中，关节外股骨远端骨折被定义为 33A。而关节外骨折更进一步被细分为 33A-1，33A-2 及 33A-3，分别表示简单骨折、干骺端骨折及粉碎性骨折类型（图 3.1）。33B 和 33C（部分关节内和完全关节内）骨折将会分别在不同的章节内介绍。

3.6 指征

大多数的股骨远端骨折需要复位及内固定以恢复力线和允许早期活动。非手术治疗通常只适用于稳定的非移位骨折，或者那些不能行走长期卧床或全身情况不稳定难以耐受手术的患者。

远侧骨干到中间骨干的骨折都是髓内钉的好指征。关节外远端股骨（髁上的）骨折同样也适合于逆行髓内钉，但是手术医生必须确保至少有 2 颗螺钉，最好在各自的平面外，可以被置入远端骨折段。在关节软骨内的简单冠状劈裂可以用骨松质螺钉固定，然后置入一枚逆行髓内钉，只要术前规划确保内植物之间不会相互干扰即可。股骨髁的冠状骨折可以简单地使用从髓内钉插入点远端位置的螺钉固定，在髓内钉置入之前或之后进行均可。随着全膝关节的置换及骨质疏松症发病率的增加，假体周围骨折的逆行钉可以形成一个稳定的结构，由于髓内钉的载荷分享的特征，它甚至可以承受部分体重。所有偏远端的股骨骨折，外科医生必须在 X 线片上评估其关节内骨折

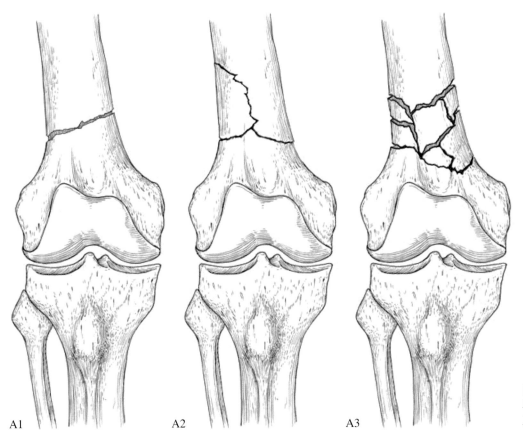

图 3.1 股骨远端简单骨折、干骺端骨折及粉碎性骨折类型

A1   A2   A3

线，以及可以用于螺钉固定的远端股骨量。建议在髁间棘近端选择髓内钉置入点，谨慎选择远端锁定的髓内钉螺钉孔位置以满足固定远端骨折块的需求。

当骨折过于靠近远端而不能让髓内钉的远端锁定螺钉充分固定时，外侧股骨远端锁定板可能会是一个更好的选择。如果有必要的话，钢板可以被放置在远端位置，通过多个螺钉在髁部和干骺处固定。新式的、多角度的锁钉钢板现在也同样可用，这为医生提供了更加稳定固定更多的骨折类型的方法。

3.7 手术技巧（麻醉、患者体位、手术入路、复位和固定技术）

3.7.1 麻醉

对于任何需要手术固定远端股骨骨折的患者，手术前的优化和准备是通过基层医学和创伤服务获得。麻醉团队的全面评估也应当开始进行，而且手术中通常使用全身麻醉。如果医生认为可能难以复位，或者获得长度可能是个挑战，那么医生是有职责去和麻醉师讨论此事的，并且建议使用完全使肌肉麻痹的气管插管下全麻。在医生不需要肌肉麻痹的情况下，有效的脊髓或硬膜外麻醉也可满足手术需求，这些技术对于术后疼痛控制有额外的益处。选择局部麻醉进行股神经阻滞可能是个有益的补充。

3.7.2 患者体位

在所有手术中，患者被放置在仰卧位，在患侧臀部下方放置垫巾，以抵消下肢的旋转。

对于远端股骨骨折的逆行髓内钉固定，患者在可透 X 线的手术台上呈仰卧位，膝盖放在射线可透的无菌三脚架上。可选择在患侧臀部下使用枕垫。然而，在使用枕垫的情况下，必须额外评估股骨的旋转变化。如果没有使用枕垫，髌骨通常会被直接放在前面，以便肢体合适的旋转对齐。然后用通常的无菌方式将腿部盖住，以确保消毒铺巾上盖至骨盆，来为全长的髓内钉进行前后位的近端螺钉插入提供空间。

手术前，在透视下可以评估肢体的对位及复位，通过牵引，配合使用远端股骨后面的三脚架和一卷铺巾，可达到一个较好的术前复位（图 3.2 a）。

3.7.3 外固定

当内固定手术不太合适的时候，外固定手术可用作权宜之计。如在严重软组织损伤的情况下，或者是在应用损伤控制骨科技术（DCO）的案例中。

2 支 5.0 mm 的斯氏针放置于股骨干中（如果要用到固定钢板，就靠近钢板的近端的近侧位置）。作者的首选技术是利用 3.5 mm 钻头进行预钻孔。使用相同的技术，2 枚斯氏针放置在胫骨中。对于大多非肥胖患者，175 mm 半针和 150 mm 半针通常分别在股骨和胫骨中用得很好。非常肥胖的患者可能需要更长的针。

接着，可以用一个外固定结构来固定膝关节（图 3.3）。为了收紧外固定结构，保持适当肢体对准的同时运用纵向牵引常会使骨折达到较好的对位。虽然膝关节弯曲角度可能会适当调整以适应骨折特征，但是通常放置在 15°~20° 屈曲的位置。

3.7.4 髓内固定

对于大多数关节外骨折，一个从髌骨下端到胫骨结节处的小的内侧髌腱切口，就足以获得插入位点。三脚架上的膝盖应该弯曲至 30°~45°，以便通过铰刀和髓内钉。过度的弯曲会给髌骨带来损伤，并会遮挡插入位点，而过小的弯曲可能损坏胫骨平台。滑膜被展开，定位钉插入到股骨远端，并在前后位和侧位透视中均处于中间位置。

侧位上，2 个股骨髁部相互重叠，起始点应该在 Blumensaat 线与股骨沟交汇处近端 6 mm 的位置[3]（图 3.2 b、c）。前后位 X 线图中针应位于远端股骨中间，而不是垂直于关节面。在保护肌腱和周围软骨的情况下，一开始可以使用刚性铰刀。

一个长的球头导向杆在小转子或者其上水平沿着骨折区域插入。对于肱骨髁上骨折，当务之急是在插入导杆和铰孔时要维持复位。一旦插入髓内钉后，骨折复位后进行髓腔的铰孔能够获得更好的对位，因为它的轨道不会变动。然后用直尺测量确定钉的长度，髓内钉近端应高于小转子下方。铰孔过程中要确保维持骨折的复位。髓腔扩到比第一个

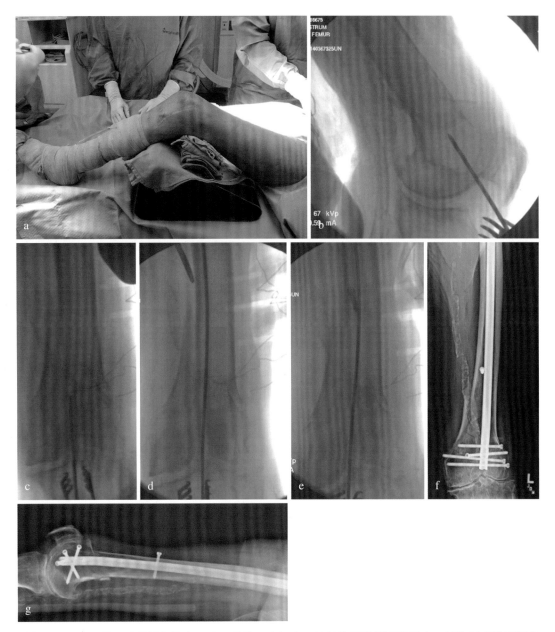

图 3.2　a. 侧位图显示出股骨远端骨折定位在可透 X 线的三脚架上，垫枕位于股骨远端后方，以修正顶端后测角。b、c. 一个 90 岁男性患膝关节无症状性关节炎和股骨髁骨折。b 图显示了在侧位图上逆行髓内钉的正确放置位置是在 Blumensaat 线近端几毫米处。c 图显示导向针插入股骨远端干骺端中间的前后位透视图。d. 表示导杆插入后，远端股骨的内侧移动。e. 已放置好阻挡钉来阻挡髓内钉沿着股骨内侧皮质的移动而导致的远端股骨向外侧的移动。f、g. 最终前后位 X 线片显示出极好的对位，股骨远端没有移位或成角畸形。由于患者的年龄和骨质疏松，至少需多枚螺钉用于远端股骨的离轴固定。g 图显示了侧位 X 线片上的对位。阻挡螺钉支撑在髓内钉插入点处，但仍然起到其作用，并在髓内钉插入后也不应被去除。逆行髓内钉在膝关节软骨水平效果并不是很好，而其对位却常是令人满意的

扩髓器所决定的腔径大 1~1.5 mm。然后维持骨折复位的同时插入逆行髓内钉。当髓内钉穿过骨折处时应当格外小心，因为如果偏心进入近端骨块会导致骨折粉碎。利用正、侧位透视，髓内钉近端以及它与髁间棘之间的关系须被确认。钉的末端必须至少要到达关节软骨，甚至是插入到软骨几毫米的深

处。它不能突出，否则将导致髌骨软骨的损害[4]。

远端交锁是通过一个与髓内钉的插入手柄之间连接的外支架来实现的。对于超过 50% 皮质接触的横断骨折，一个螺钉可能足够稳定了。当骨折位置皮质粉碎时可用 2 个螺钉，并且为了达到正交螺钉固定，远端小片段应该考虑使用斜钉。远侧锁定

后，必须评估股骨长度。如果骨折不具有轴向稳定性，随着钉的插入下肢将短缩。当远端锁定后发现短缩，需重新恢复长度。

然后可以将插入手柄拆卸，将腿平放在手术桌上。若躯干下未使用枕垫，置入髓内钉及近端锁定过程中髌骨可以直接放置于正前位。使用"自由臂"技术和"完美圈"放置前后位近端交锁螺钉。C 形臂置于前后位，以获得近端锁定螺钉的图像。改变投照角度，直到髓内钉的前后孔是共线的，且呈现一个"完美的圆"。近端螺钉孔处做一小切口，通过皮肤、肌筋膜和肌肉直到前方骨皮质。刀尖钻头斜放在前方皮质中，直到钻头的尖点位于近端锁定孔的中间。医生的手被带到了一个与 C 形臂平行的位置，钻头通过前皮质插入。此时最常发生的意外是，钻头仍在皮质中，但电钻和钻头分离了。在透视图中须确定钻头到达的位置，使用锤轻轻地击打调整钻头和它的尖端，有助于钻通过锁定孔。钻后皮质时须小心，不能过度穿透后皮质及损伤坐骨神经。用标尺测量深度后，利用螺丝刀拧入螺钉。2个近端螺钉可用于粉碎性骨折。应使用 1 根近端延伸至小转子下的全长髓内钉，防止冠状面平移及钉的近端压力。

对于髁上骨折，尽管所有的技巧都用于复位、扩孔和插入，有时候股骨远端的对位仍不满意。在这种情况下，可以使用阻挡螺钉引导主钉到理想的位置上。通常情况下，髓内钉必须拆除，更换长导丝到股骨，短钻头用于近端锁定螺钉，在畸形的凹侧的导向杆旁钻一孔（图 3.2 d、e）。阻挡螺钉必须封闭主钉的预定轨迹，但留有足够的空间允许主钉就位。这里使用的螺钉是用于主钉交锁的螺钉[5]。然后重新插入逆行钉，为了该方法有效，应该反弹阻挡螺钉（图 3.2 f、g）。有的时候必须放大肢体畸形，以允许主钉通过阻挡钉。近端和远端交锁像之前讨论的一样进行，阻挡螺钉留在原地维持复位。

逐层缝合后，使用长的弹力绑带将脚趾到腹股沟处包裹。在康复的早期就要强调膝关节的活动。对于比较配合的患者鼓励主动活动，而对于插管的患者或者无法遵循治疗方案的患者使用连续被动活动仪（CPM）协助其锻炼。对于皮质接触超过 50%的横行骨折可以立即开始负重，进而在患者能够忍受的情况下慢慢发展到全负重。粉碎性、轴向不稳

定的骨折患者应开始早期的部分负重，但须避免全负重，直到 X 线片上出现骨折愈合。术后 6 周多数患者至少达到膝关节 90° 弯曲，而到 3 个月时须达到几乎正常的弯曲。

3.7.5 钢板固定

切开复位内固定及术前解剖预弯钢板是目前股骨远端骨折固定的金标准。涉及关节面的股骨远端骨折将在另一章节中进行讲述。

股骨骨折手术的入路取决于骨折类型及术中所需的暴露范围，微创钢板内固定技术（MIPO）的切口易于间接复位及桥接固定，适合于简单骨折类型及关节外骨折。然而，MIPO 切口可以进行延长从而用于需要直接复位的更广泛的骨折类型。最后，需要暴露股骨远端前方的涉及关节内的骨折可以由半月板周围的关节切开术实现（称作"swashbuckler 入路"），该手术入路将在股骨远端关节内骨折章节进行详细介绍。

对于直接复位及钢板固定的侧方暴露，采用一

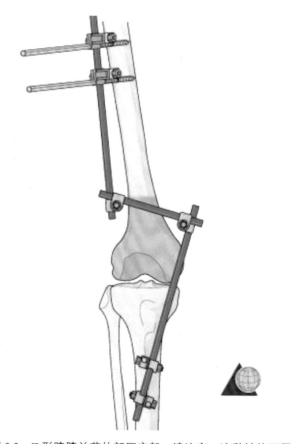

图 3.3 Z 形跨膝关节外部固定架。请注意，这种结构不需要接脚组，并且可以允许到达股骨远端，使得它在内固定过程中保持原位

个从外上髁沿着股骨干向近端延长的侧方切口。为了皮肤可以无过度张力的活动，该切口可以进一步向远端延长。皮肤切口使用 10 号刀片切开，向下到髂胫束。将髂胫束与它的纤维分开，进而显露股外侧肌。将股外侧肌向前拉，并从外侧肌间隔向上抬。近端可能会损伤到穿支血管，可用电刀进行止血。对远方进行剥离，以暴露股骨远端（此处如果需要关节内暴露，可以将剥离范围调整为更加靠前，以便实施关节切开术）。

如果采用直接复位术，对于能够达到解剖复位的简单骨折，需对骨折部位插入的骨块进行清除。而对于适合桥接固定的粉碎性骨折，常规不对骨折部位进行清创处理。

麻醉后，常可以通过手法牵引恢复长度。如果难以获得足够的长度，则需要借助于股骨牵引。将一个垫子放在位于骨折水平的股骨下方，以缓解腓肠肌对于远端骨块的牵拉，进而维持股骨干及干骺端的复位。对于简单的骨折，关节周围的复位钳（如 King Tong 钳）可以辅助复位，且可以通过小的经皮切口安全地用于股骨内侧，或者通过折叠的术中方巾进行钳夹，以防止对皮肤的损伤[19]。然后通过克氏针实现临时固定。

钢板的放置是通过将其在股外侧肌的下方沿着股骨干滑动所实现。钢板的长度可以由术前模板或术中 X 线评估后决定。我们推荐骨折的上端至少 4 枚双皮质螺钉，并需要考虑到桥接钢板的合适工作长度：通常至少留 3 个空螺钉孔在骨折位置作为桥接固定，而对于广泛的粉碎性骨折则需要更多的空螺钉孔用于桥接固定。

当钢板长度确定后，可逐步采用下述方法进行处理：

（1）根据侧方 X 线透视图（图 3.4），对股骨远端采用克氏针进行临时固定。

（2）对于近端采用克氏针进行钢板的临时固定。钢板须在侧位上位于股骨干的中心。该步骤避免了股骨干出现难以发现的钢板不良位置。

（3）在前后位中，进行合适的内翻、外翻力线的确认。第一个远端锁定螺钉的导针应该与远端关节面相持平（图 3.5）。

（4）使用 4.5 mm 的骨皮质螺钉固定股骨干。

（5）利用直接复位纠正任何残留的远端骨折块的伸展畸形，然后进行远端锁定螺钉的固定。

（6）置入剩下的股骨干螺钉。

对于严重的骨缺损或丢失的患者，可采用 Masquelet 方法。该方法利用诱导的骨膜及不带血管的自体骨，是一个重建长骨节段性干骺端缺损的两步策略[17,18]。第一步是放置聚甲基丙烯酸甲酯（PMMA）骨水泥装置进入缺损位置，并关闭缺口或利用软组织覆盖该区域。约 6 周后，将骨水泥装置取出，注意不要影响到周围缺损的骨膜。

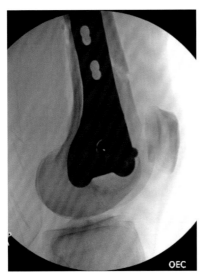

图 3.4 股骨远端的侧方透视图观察正确的钢板位置。请注意，在最后方，远端的螺钉是位于 Blumensaat 线的后方，且有一个单髁螺钉在此位置使用

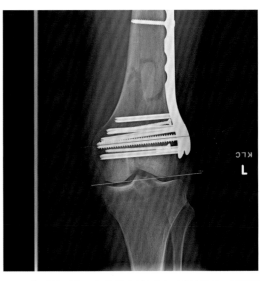

图 3.5 用提前解剖预弯的外侧锁定钢板以恢复股骨远端的正常外翻角，它需放置在远端关节面平行的位置

该腔洞利用自体骨松质进行填塞，如果需要额外的空间，可以将自体骨与去矿物化的骨基质或异体骨相混合后再进行填充。该方法所基于的理论是：PMMA 骨水泥诱导的生物膜对自体骨松质有保护及积极的影响。

3.7.5.1 注意事项

远端骨折段合并过度内侧移位情况下，如果为提高骨折对位水平，下肢缩短程度可以被接受，则可以在股骨干的近端采用骨皮质螺钉，然后采用锁定螺钉进行股骨干的远端固定，这可以大致确保骨折远端在冠状面的合适位置（图 3.6），将避免骨折髁部分过度的内侧移位。

对于骨质疏松或者股骨极远端的骨折，需要选择更加远端的钢板位置。最远后方锁定螺钉仍然放置于两个髁上，此时股骨切迹处该螺钉是位于关节内的（通过膝关节切迹位图像评估）。为了避免远端钢板位置出现此类情况，可以使用一根仅横穿单髁的更短螺钉。

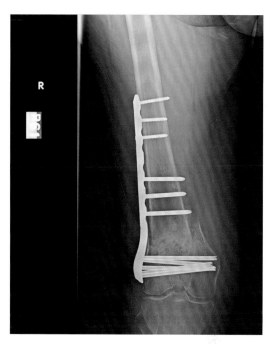

图 3.6　此骨折为严重的粉碎性骨折，医生接受下肢的短缩以增加骨折位置的接触面，股骨干远端的锁定螺钉是控制其位置的有效方法，避免髁骨折块的过度内移

3.8 术后规则

外固定支架固定后，患者应始终处于非负重状态，直到最终的内固定术后。低分子肝素及其他化学预防通常被用于因制动而可能引起的深静脉血栓（DVT），可采用常规的针孔护理。

钢板固定后 6~8 周时，患者可以借助于拐杖脚尖着地进行部分负重。作者单位的 DVT 预防包括 2 周的皮下低分子肝素（40 mg/d），然后另外 4 周的口服阿司匹林（325 mg/d）。术后抗生素可以继续使用两副剂量，然而其使用时间应不超过术后 24 小时。

髓内钉固定术后，根据骨质、固定的量、粉碎的程度等因素而决定患者的活动力度。术后早期的活动被认为是基于髓内钉能够均分力学载荷的特性。

3.8.1 康复

我们再次强调术后立即进行膝关节活动范围内早期康复的重要性。鼓励能够准确配合医生的患者采用积极的康复锻炼。持续被动活动仪可用于插管或者无法满足治疗方案的患者。考虑到这些骨折

位于峡部以下，骨折端皮质接触不佳，对于大部分患者，我们经常推荐进行有限负重。而对于粉碎性的、长度不稳定的骨折患者应早期开始部分负重，但应特别避免全负重，直到 X 线片有确切的骨愈合征象出现。术后 6 周，绝大多数患者膝关节可达到至少 90° 弯曲，到 3 个月时达到接近正常的屈曲度。

3.9 并发症

3.9.1 冠状面对位不良

解剖预弯的外侧锁定钢板的设计目的是为重新恢复股骨远端的正常外翻角。内固定物特定的螺钉应放置于股骨远端关节面平行的位置（图 3.5）。冠状面对合不良将导致膝关节外侧或内侧间室的过度负重。

关于股骨远端骨折的倒行髓内钉，由于缺乏骨皮质引导主钉，对合不良及愈合不良可能会发生。术后可出现内翻及外翻畸形，而且畸形的凹面常出现在骨折更加粉碎那一侧。阻挡钉可起到人工皮质骨的作用，进而引导髓内钉进入正确位置、复位骨折端，进而减少对位不良的发生率。

3.9.2 不正确的内植物位置

将钢板放置于过前或者过后位置会导致螺钉误入关节内，进而分别影响股骨滑车或切迹。股骨远端有一个梯形形状，在实现内植物安全置入时必须考虑到该结构。远端髁骨折块后方钢板的放置将导致内侧移位或股骨的"高尔夫俱乐部"畸形[14,15]。此外，钢板的近端部分存在相对于股骨干部过于向前方平移的倾向。在此情况下，近端锁定螺钉可能实现整体固定，或者只是固定单纯骨皮质。为解决此问题，可以通过放置一根通过钢板最近端孔的经皮克氏针以保持在置入近端螺钉过程中钢板的合适位置。

对于髁上骨折，应该使用全长逆行股骨髓内钉以利用峡部而阻止内植物在股骨内的过度移动。对于逆行髓内钉必须要绝对保证主钉远端在关节软骨面水平不突出。

3.9.3 内侧皮质处突出的螺钉

如果远端螺钉太长，可能侵犯内侧副韧带。此并发症会引起患者的症状并可能需要行内植物去除或翻修。远端股骨的内旋视角下（约内旋25°）透视图可以协助手术医生评估突出的螺钉。

放置于股骨髁的远端、穿过主钉的螺钉在术后可引起患者出现症状。股骨外髁突出的螺钉顶端可在患者体外触摸到，且由于髂胫束与突出的螺钉之间相互摩擦，可引起膝关节在活动过程中的摩擦。此外，当螺钉有一点过长，由于其突出位置，螺钉的内侧末端常导致疼痛，且在膝关节屈曲时，股四头肌与螺钉末端相互摩擦，进而导致疼痛。术后12个月当骨折周围已显示骨重塑愈合时可以去除钢板。

3.9.4 矢状面畸形

腓肠肌对远端骨折块的作用力可导致伸展。该畸形我们应事先考虑到，膝关节的屈曲将减少该畸形力，进而有助于复位。如果骨折对位不良可能导致患者膝关节的过伸或步态异常。由于无法重新获得膝关节的完全伸直，顶端前方的对位不良相较反曲畸形更加难以接受。

3.9.5 骨不连

由于干骺端的位置以及股骨远端骨折髓内钉固定

的闭合复位，骨折愈合率很高，超过90%。由于髓内钉技术不会影响到骨折周围肌肉及血液供应，且不会干扰骨折愈合的因素，所以很少发生骨折不愈合的情况。如果发生了骨不连，需要排除系统性因素：如维生素D缺乏，薄血药、激素药物或者其他具有抑制因素药物的使用。不损伤内侧软组织的微创钢板技术与髓内钉技术在以上方面具有相似性。

在考虑骨不连治疗方法时一个关键方面是评估骨折的稳定性。在萎缩性骨不连中，如果内植物是稳定的，则可以加入骨移植物。若内固定物不稳定，则可以更换髓内钉或者钢板，同时加入骨移植物。对于需要提高稳定性的肥大性骨不连，则仅需更换一个钢板或髓内钉即可，无需使用骨移植物。

3.9.6 降低的活动度

对于术后制动或者未能早期活动的患者，骨折后的膝关节僵硬的发生并不少见。股四头肌术后产生瘢痕，且其有效力臂减少。此外，如果半月板未活动，也可导致关节内挛缩。早期活动范围及物理治疗是早期积极治疗的标志。如果这样术后数月仍无法重获功能，可能需要膝关节手术操作或股四头肌成形术以重获膝关节弯曲功能。膝关节后面的垫子或过久的坐姿会导致膝关节屈曲挛缩，所以鼓励患者坐着或者锻炼的时候保持膝关节完全伸展的姿势。

3.9.7 感染

钢板或逆行髓内钉固定股骨远端骨折手术后的感染很少发生。小的不愈合切口可以通过清洗以及口服抗生素处理。膝关节抽吸后如果显示出感染的迹象，则推荐进行关节切开术清除滑膜以及积极的引流。静脉抗生素可能是必要的，如果骨折还未愈合则可以保留髓内钉或钢板，辅以抗生素治疗。一旦医生确定骨折已愈合，则可以行内植物拆除及局部使用抗生素作为确切治疗方案。

3.10 结果

股骨远端骨折钢板及髓内钉固定术后的结果均有报道，虽然现代的内固定物与历史数据比较提高了术后结果，但并未一致获得更好的结果。使用逆行髓内钉治疗股骨远端骨折的早期报道显示出较好的骨愈合率，然而也有较多的畸形愈合、短缩、疼痛及失败的螺钉以及失复位的发生[6,7]。随着手术技术及内植物的发展，逆行髓内钉达到与钢板固定相当的手术结果。有 3 项研究比较了 I 型逆行髓内钉与钢板固定股骨远端的结果。2004 年，Markmiller 发现微创固定系统（LISS）钢板与逆行髓内钉系统在术后膝关节活动范围上无差异，且报道了 3 例钢板固定及 2 例逆行髓内钉固定后股骨远端的愈合不良[8]。术后 1 年随访，骨不愈合及需要 2 次手术患者的比例在两组中均为 10%。一项比较动力髁螺钉及股骨远端逆行髓内钉在老年患者中应用的研究表明髓内钉组显示出更短的手术时间及更少的术中失血量，然而两组的并发症率、愈合率及临床结果均相同[9]。Hartin 等将 23 例患者随机分配到钢板及髓内钉组，其中逆行髓内钉组有 3 例患者需要行翻修手术，且该组患者在 SF–36 结果量表中显示出更多的疼痛[10]。

逆行髓内钉治疗膝关节置换术后假体周围骨折的临床结果较好。近期，Pelfort 报道了髓内钉治疗膝关节置换术后假体周围骨折患者中 7/30 出现术后 18° 伸展畸形，然而 6 年随访结果均无临床症状[11]。在考虑逆行髓内钉治疗假体周围骨折时，医生需要了解股骨假体的设计及特点，并了解将使用的髓内钉的特点。Heckler 等报道了股骨假体的尺寸，该数据对于医生考虑使用髓内钉治疗膝关节置换术后骨折有一定的帮助[12]。

Hoffmann 等在一个回顾性研究中评估了钢板固定股骨远端骨折的结果，发现骨折愈合率为 74.8%[13]。他们发现了 18% 的不愈合率，其中骨不愈合组中有 20% 患者发展成了顽固骨不愈合。肌肉下钢板相较于切开复位（80% 愈合 vs 61.3% 愈合）显示出较低的骨不愈合率。需要指出的是在该系列的患者中有 40.5% 的患者均是开放性骨折。Gardner 等报道的锁定钢板治疗的 335 例患者中，初次手术后有 81% 的骨愈合率，总的术后感染率为 5%。糖尿病及开放性骨折是需要二次手术及深部注射的独立风险因素。内植物失败与开放性骨折、吸烟、高 BMI 系数及短钢板相关[2]。

3.11 结论

股骨远端关节外骨折的治疗仍是具有挑战性的。虽然内植物已变得多样化且已被设计为专门适应该类型的骨折，手术医生在处理此类骨折时仍然要小心以避免并发症的发生。术前规划、内植物的选择、术中软组织的谨慎处理、骨折对位的恢复以及合适内植物位置的确定可以确保此类患者术后获得最佳的效果。

参·考·文·献

[1] Martinet O, Cordey J, Harder Y et al (2000) The epidemiology of fractures of the distal femur. Injury31(Suppl 3): C62–C63.

[2] Ricci WM, Streubel PN, Gardner MJ et al (2014) Riskfactors for failure of locked plate fixation of distal femur fractures: an analysis of 335 cases. J OrthopTrauma 28: 83–89.

[3] Carmack D, Moed B, Kingston C et al (2003)Identification of the optimal intercondylar starting point for retrograde femoral nailing: an anatomicstudy. J Trauma 55(4): 692–695.

[4] Morgan E, Ostrum R, DiCicco J et al (1999) Effects of retrograde femoral intramedullary nailing on the patellofemoral articulation. J Orthop Trauma 13(1): 13–16.

[5] Ostrum RF, Maurer JP (2009) Distal third femur fractures treated with retrograde femoral nailing and blocking screws. J Orthop Trauma 23(9): 681–684.

[6] Lucas SE, Seligson D, Henry SL (1993) Intramedullary supracondylar nailing of femoral fractures. A preliminary report of the GSH supracondylar nail. ClinOrthop Relat Res 296: 200–206.

[7] Handoiln L, Palarinen J, Lindahl J et al (2004) Retrograde intramedullary nailing in distal femoral fractures- results in a series of 46 consecutive operations. Injury 35(5): 517–522.

[8] Markmiller M, Konrad G, Sudkamp N (2004) Femur LISS and distal femoral nail for fixation of distal femoral fractures: are there differences in outcome. Clin Orthop Relat Res 426: 252–257.

[9] Christodoulou A, Terzidis I, Ploumis A, Metsovitis S, Koukoulidis A, Toptsis C (2005) Supracondylar femoral fractures in elderly patients treated with the dynamic condylar screw and the retrograde intramedullary nail: a comparative study of the two methods.Arch Orthop Trauma Surg 125(2): 73–79.

[10] Hartin NL, Harris I, Hazratwala K (2006) Retrograde nailing versus fixed-angle blade plating for supracondylar femoral fractures: a randomized control. ANZJ Surg 76(5): 290–294.

[11] Pelfort X, Torres-Claramunt R, Hinarejos P et al(2013) Extension malunion of the femoral component after retrograde nailing: no sequelae at 6 years.J Orthop Trauma 27(3): 158–161.

[12] Heckler MW, Tennant GS, Willaims P, DiCicco JD(2007)

Retrograde nailing of supracondylar periprosthetic femur fractures: a surgeon's guide to femoral component sizing. Orthopaedics 30 (5): 345–350.

[13] Hoffmann MF, Jones CB, Koenig SJ et al (2013) Clinical outcomes of locked plating of distal femoral fractures ina retrospective cohort. J Orthop Surg Res 8: 43.

[14] Beltran MJ, Gary JL, Collinge CA (2015) Management of distal femur fractures with modern plates and nails: state of the art. J Orthop Trauma 29(4): 165–172.

[15] Collinge CA, Gardner MJ, Crist BD (2011) Pitfalls in the application of distal femur plates for fractures. J Orthop Trauma 25: 695–706.

[16] Gwathmey FW, Jones-Quaidoo SM, Cui Q et al(2010) Distal femoral fractures: current concepts.J Am Acad Orthop Surg 18: 597–607.

[17] Masquelet AC, Fitoussi F, Begue T et al (2000)Reconstruction of the long bones by the induced membrane and spongy autograft. Ann Chir PlastEsthet 45(3): 346–353.

[18] Masquelet AC, Begue T (2010) The concept of induced membrane for reconstruction of long bone defects. Orthop Clin North Am 41(1): 27–37.

[19] Alves K, Dahners LE (2012) A technical trick which reduces the need for stab incisions when using bone tenaculums for fracture reduction. J Orthop Trauma 26(6): e58–e59.

4

股骨远端关节内骨折的治疗

Mario Ronga, Giuseppe La Barbera, Marco Valoroso, Giorgio Zappalà, Jacopo Tamini, Paolo Cherubino

曹雷　译

摘要

■ 孤立的股骨远端单髁骨折较为罕见,大部分(55%)都合并有股骨远端骨折。最为常见的损伤机制是大腿的轴向暴力,有时合并内翻、外翻或旋转暴力。在询问病史和体格检查后,有必要进行 X 线、CT 扫描和多平面三维 CT 检查。此类骨折的治疗目前已有多个手术入路、不同技术和内植物,以期保留软组织、恢复早期膝关节运动和功能康复。不同内植物固定原则的使用及适应证选择是治疗成功的前提。

4.1 流行病学

股骨远端骨折,包括髁上骨折和髁间骨折,占所有骨折的不到 1%,占所有股骨骨折 3%~6%。受伤暴力呈现双峰分布:年轻男性患者通常遭受高能量创伤(交通伤、高坠伤);而年老患者(其中大部分为骨质较差的女性患者)遭受低能量暴力。股骨远端骨折有 55% 累及关节内[10,17]。

孤立的股骨远端单髁骨折较为罕见。有两种类型可被观察到:① Hoffa 骨折,即常常涉及外侧髁的冠状面骨折(既往文献仅报道不到 10 例涉及内侧髁的病例)[5,44];② Trélat 骨折,即更多累及内侧髁的矢状面骨折[5]。单髁骨折常合并复杂的股骨髁上、髁间骨折。Hoffa 骨折发生于约 40% 的髁间骨折,特别是在开放性骨折(发生在 5%~10% 的髁上骨折)[17,44]。关联的韧带撕裂和半月板损伤在 20%~70% 的病例中有报道[17]。相关的神经血管损伤少见报道。股动脉或腘动脉损伤概率约为 0.2%,但由于威胁整条肢体的存活,因此需要认真排除[25]。

4.2 创伤机制

最常见的创伤机制是大腿的轴向暴力有时合并内翻、外翻或旋转暴力。在承受高能量暴力的年轻患者,常表现为明显的骨折移位、粉碎、伤口污染和其他合并损伤。在骨质较差的年老患者,常发生于屈膝位的摔倒[17,25]。

单髁骨折发生于高速的创伤。可能的受伤机制包含膝关节屈曲 90° 或更大角度下的轴向暴力,并导致后方切线骨折的类型[5,11,44]。创伤暴力中肌肉收缩的方向决定了骨折移位的方向。股四头肌、腘绳肌和外展肌的收缩决定肢体短缩和内翻成角畸形的程度。腓肠肌收缩导致远端骨块尖端向后成角、移位。关节内骨折的旋转畸形由附着在股骨髁的软组织(关节囊、韧带、肌腱)导致。

4.3 体格检查

病史询问和体格检查是理解骨折类型和关键损

伤的基础。患者主诉严重的大腿或膝关节疼痛，患侧无法负重。体格检查可发现肿胀、压痛、骨擦音和患肢畸形（短缩和外旋畸形）。必须检查皮肤的完整性以识别可能的开放性骨折。最为常见的开放性骨折见于骨折端戳出髌骨近端前侧的皮肤。在进行影像学检查前，有必要对患肢的血管神经情况进行仔细的评估[17,25]。

4.4 影像学检查及术前准备

前后位和侧位片是评估骨折的首选方式。对高能量创伤，推荐进行骨盆、同侧髋关节和股骨干的 X 线检查以识别潜在的合并损伤。由于 55% 的股骨远端骨折合并关节内骨折，因此推荐进行 CT 扫描，包括三维重建。而且，为评价复杂关节内骨折在冠状面、矢状面的粉碎程度和骨折线，必须进行 CT 扫描[17]。

Hoffa 骨折的诊断具有挑战性，通常需要在创伤机制的基础上做出临床推断。X 线通常没有明显征象。Nork 等报道仅通过 X 线片诊断，31% 的Hoffa 骨折病例发生漏诊。如果怀疑此骨折，斜位片可有助于发现骨折线[30]。CT 扫描不仅对识别骨折有帮助，还能辅助制订包括患者体位、手术入路、固定方法的治疗方案[44]。

4.5 分型

既往文献已报道多种股骨远端骨折分型[9,37,43]。最常用的是 AO 分型[29]。这一分型方法将关节外骨折分为 A 型，部分关节内 / 单髁骨折分为 B 型，完全关节内 / 双髁骨折分为 C 型。每一分类根据粉碎和不稳程度进一步分为 3 个亚型[17,25]。

Letenneur 等将 Hoffa 骨折分为 3 种类型，以预测其进展为缺血性坏死的可能性。然而，尚未发现骨折分型与缺血性坏死的结论性关系。骨折被分为3 型：Ⅰ型骨折平行于股骨后侧皮质；Ⅱ型平行于股骨后侧皮质，但位于这条线的后方；Ⅲ型骨折是后侧股骨髁的斜行骨折（图 4.1 a~c）。Ⅰ型及Ⅲ型骨折的软组织（关节囊、韧带、肌腱）得以保留，而Ⅱ型骨折通常无法保留[3,24,44]。Trélat 骨折曾被描述为矢状面上的单髁骨折[5]（图 4.1 d）。

4.6 适应证

股骨远端关节内骨折需要行手术治疗，以获得比非手术治疗更好的愈合、对线、活动度和功能。在稳定、无移位骨折及合并手术禁忌（严重骨质疏松、严重粉碎、其他不适合手术的情况）时，须行非手术治疗[17]。在一项前瞻性随机对照试验中，Butt 等比较了手术与非手术方法治疗老年患者的股骨远端骨折，发现非手术治疗组有更高的并发症发生率，而手术治疗组获得了更好的效果（并发症发生率分别为 53%、31%）[8]。

一旦认识到骨折的特点，医生可以决定合适的手术入路和固定方法。固定角度的侧方钢板，包括接骨板、滑动加压的髁钢板和锁定钢板，均可用于关节内骨折和骨质疏松骨折。这些钢板都适用于单纯的关节外骨折（AO A 型）和粉碎的关节内骨折

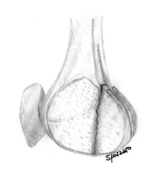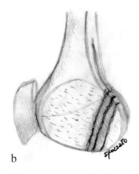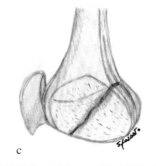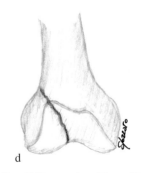

a   b   c   d

图 4.1　单髁骨折（a~c）。股骨髁骨折的 Letenneur 分型。a. Ⅰ型骨折位于平行于股骨后侧皮质的股骨髁面，由股骨干 - 髁结合处延伸至后侧髁关节面。b. Ⅱ型骨折起源于股骨干 - 髁结合处后方，平行于股骨后侧皮质。其可能深入关节内。根据其较Ⅰ型骨折骨块大小，可分为 3 个亚型：A 型为Ⅰ型的 75%，B 型为 50%，C 型为 25%。c. Ⅲ型为股骨髁后侧面的斜形骨折。d. Trélat 骨折位于矢状面

（AO C 型）。支撑钢板和螺钉可用于相对稳定骨折和部分关节内骨折（AO B 型）。也可用于桥接其他内固定。髓内钉对于关节外骨折（AO A 型）或联合拉力螺钉治疗轻度粉碎的关节内骨折（AO C1、C2 型）十分有效。外固定作为损伤控制理念的应用，用于临时治疗：对全身情况不稳定的患者，特别是高能量损伤骨折合并严重软组织损伤、骨膜剥离、开放性骨折伴组织失活和污染的情况，可以应用外固定支架治疗以保留肢体长度和稳定。一旦患者全身及软组织情况改善，即应施行确定性内固定治疗。只有对于严重粉碎性骨折、严重开放伤、无法承受额外手术的患者，外固定治疗才作为最终治疗方案。全膝关节置换（TKA）对部分骨质疏松老年患者合并伤前骨关节炎或严重粉碎性骨折也是可选方案。

4.7 手术技术

无论采用何种内植物和手术入路，手术的目的是获得关节面的解剖复位、轴向对位对线以及恢复股骨长度。对于关节内骨折，恢复关节面的连续性是第一要务；对于复杂骨折，髁间骨块应先于骨干部分固定。完成复位、进行内固定前，应对长度、对位对线、旋转等进行临床和影像学评估。

4.8 患者体位

患者仰卧于透 X 线手术床，以便术中对下肢全长进行合适的透视。术前有必要评估对侧肢体以确定实际肢体长度、轴线及旋转。手术侧大腿应能够自由移动。使用牵引以恢复股骨正确长度。牵引方式可以选择手动牵引、胫骨结节骨牵引、普通牵开器牵引。术前准备及铺巾应保证术侧股骨上至髋关节充分暴露。膝关节屈曲 30°，大腿下衬以棉垫：这样可以减小腓肠肌的牵张并防止远端骨块后凸，以减少反张畸形、方便骨折复位。

4.9 手术入路

股骨远端骨折依靠骨折分型及选用的内植物决定手术入路。对于关节内粉碎性骨折选用传统开放入路；对于简单关节内骨折、骨干粉碎性骨折及逆行髓内钉，则宜选用微创切口。

对简单无移位的关节内骨折（AO 33-C1 型），可采用侧方入路。沿 Gerdy 结节向近端股骨干方向延伸，做一侧方曲线切口（图 4.2 a）。暴露股外侧肌下缘，沿髂胫束纤维方向劈开，将股外侧肌翻向前方以暴露股骨远端，随后于侧方打开关节囊。这一入路采用无创的方式翻开股外侧肌，同时从侧方进入关节囊。该入路简化了钢板放置的过程，对于防止复位失败和内植物位置不佳十分重要。而对于移位的关节内骨折（AO 33-C2-33-C3），可采用 Swashbuckler 入路（图 4.2 b、c）[7,39]。

对于孤立的股骨内侧髁骨折或需要放置内侧钢板的复杂关节内骨折，需行内侧入路。切口位于骨折上方，延伸至收肌结节，并沿切口方向切开筋膜，提起股内侧肌暴露股骨远端。如需暴露关节面，可行内侧腓旁入路。为获得股骨远端的良好暴露，有必要将髌骨向外侧移位[17,25]。然而，Beltran 等报道内侧髁的冠状面骨折可用迷你 Swashbuckler 入路充分暴露。行外侧入路时，同样可以做一内侧切口以复位、固定内侧骨块[7]。

倒打髓内钉时，膝关节需屈曲约 70°。沿髌骨下极至胫骨结节，做一 4 cm 长的正中皮肤切口，随后正中切开髌骨关节囊，应足以暴露插入逆行髓内钉的髁间凹。须重点保护后交叉韧带及承重软骨[7,17,25]。

Hoffa 骨折的入路由 Letenneur 分型来指导。侧方 Ⅰ 型和 Ⅲ 型骨折可采用侧方入路或 Swashbuckler 入路。侧方 Ⅱ C 型骨折则须后方入路，注意保护腘血管、神经[44]。Agarwal 等曾报道治疗罕见双髁 Hoffa 骨折的手术入路。这样的骨折需行胫骨结节截骨术以完成关节内骨块的复位和固定[1]。

4.10 简单螺钉固定

对于冠状面或矢状面单髁骨折，推荐进行简单螺钉固定，通常可以经髌骨外侧入路完成（图 4.3）。对移位很小的骨折可以经皮固定[13]。

一项最近的研究显示采用 2 根 6.5 mm 骨松质螺钉固定较采用 2 根或 4 根 3.5 mm 螺钉更为有效：

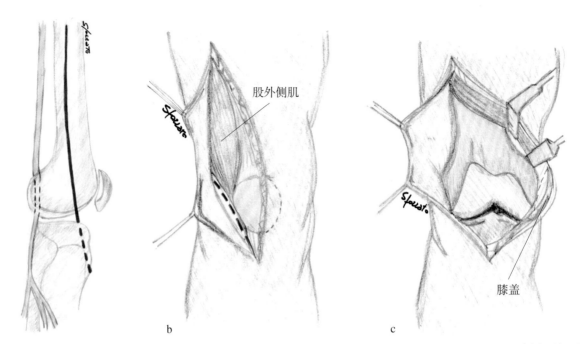

图 4.2　股骨远端的入路。a. 外侧入路。从 Gerdy 结节沿着股骨干（红线）向近端做一侧方弧形切口。暴露股外侧肌的下缘。沿髂胫束纤维方向将其劈开，将股外侧肌向前提起暴露股骨远端。随后进行侧方关节切开术。坐骨神经和腓总神经（黄线）。b. Swashbuckler 入路。切口较侧方入路更偏前。经髌外侧支持带与股外侧肌之间行侧方髌旁打开关节（虚线）。c. 股四头肌及髌骨翻向内侧以暴露关节

6.5 mm 骨松质螺钉比 3.5 mm 螺钉的失效载荷高出 40% ~56% [23]。在 Hoffa 骨折，螺钉的方向可以改变整体的力学稳定性。从前向后置入的螺钉用来固定冠状面骨折。这样的置钉方向常用于易于暴露、显露充分的螺钉置入。然而，从后向前方向的螺钉提供了更强的力学强度 [22]。对于关节内的螺钉置入，螺尾必须埋入关节面下，但因此种技术导致的软骨缺失的影响目前尚不清楚。为提供额外的稳定性，可剥离股骨后方软组织后放置一块支撑钢板 [41,44]。

　　一些学者报道关节镜下辅助内固定治疗 Hoffa 骨折可获得良好的早期效果，可以获得较开放手术更少的软组织剥离、失血量、手术时间，以及更快的术后康复。然而，目前尚无证据认为关节镜手术可改善这些骨折的治疗效果 [41,44]。

4.11　接骨板

　　接骨板是整体预弯的适合股骨远端解剖形态的内固定。除了关节外骨折（AO A 型），接骨板还可用于矢状面单髁骨折、髁上骨折及髁间骨折的治疗。整体内固定系统十分稳定，可以承受骨干、骨髁间的压缩 [2,13]。内固定在力学上提供了类似于动态张力带的功能，在内侧皮质形成压力带。对于疏松的骨质，接骨板的置入创伤较大，可能造成折断 [2,13]。为防止骨丢失的粉碎性干骺端骨折出现内翻塌陷，可在内侧行补充内固定 [7]。需要注意置入的螺钉不能干扰后续内植物的置入。固定关节内骨块后，可以处理关节外骨块。

4.12　动态加压钢板

　　除了关节外骨折，动态加压钢板的经典适应证还包括矢状面单髁骨折、髁上骨折及髁间骨折。骨髁固定是通过单根拉力螺钉实现，钢板绕其为轴心转动以进行矢状面调整。钢板与螺钉间角度达 95°。这一角度便于平行于关节的骨骺端螺钉在冠状面的置入及准确位置。拉力螺钉因其中空且断裂强度高，相当便于置入 [2,13]。然而，由于其孔径较大（直径约 12.5 mm），在更换内固定时可能造成很多问题。

4.13 锁定加压钢板

使用锁定加压钢板的适应证包括关节外骨折、矢状面单髁骨折、髁上骨折及髁间骨折。锁定加压钢板较于动态加压钢板有较多优势：锁定螺钉减少钢板传导至骨的压力，以避免对骨血供的影响[15,33]；整个内固定如同弹性固定一样刺激骨痂形成；精确的解剖形态使这些钢板作为"复位模具"将骨贴向钢板，以防止普通钢板不精确的预弯造成的骨折初期复位丢失；这些钢板还可以优化钢板周围角载荷、轴向载荷的分布[15,33]。

在处理关节内骨块或采用微创切口时，可以通过传统开放手术置入锁定钢板。联合微创近端骨干固定和远端开放内固定，可以治疗多骨块的关节骨折。此种方法潜在的缺陷在于缺少骨骺端锁定螺钉的加压。为避免这一问题，可以先通过钢板拧入加压螺钉以获得最佳骨折复位，随后更换为锁定螺钉。另一方法是选用 King Tong 钳将钢板压至骨表面。内植物最终以锁定螺钉固定（图 4.4）。对于单用侧方锁定钢板断裂风险较高的骨折（即骨丢失的开放性粉碎性干骺端骨折），为防止内侧塌陷可考虑补充内侧或前内侧钢板固定[7,34]。

4.14 逆行髓内钉

逆行髓内钉技术通过骨折周围最小的软组织、骨膜损伤来获得骨折的固定。经典的适应证是关节外骨折。然而，最近内植物及相关器械的改进

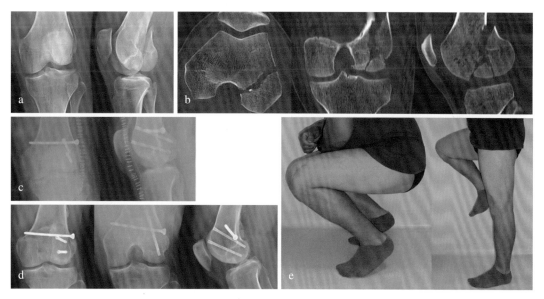

图 4.3　Hoffa 骨折，35 岁男性病例。a、b. X 线和 CT 显示左股骨外侧髁 I 型 Hoffa 骨折。c. 切开复位后采用 2 根 4.3 mm 前后方向的加压螺钉和 1 根 4.5 mm 内外侧方向的骨皮质螺钉固定。d、e. 4 年随访，骨折愈合，不伴坏死或关节炎征象，完全恢复膝关节活动度

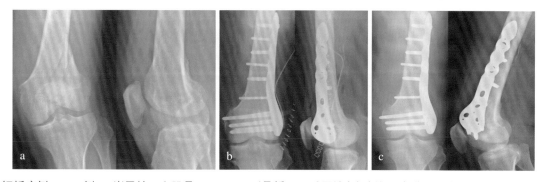

图 4.4　钢板病例。a. 一例 74 岁男性，左股骨 AO 33-C1 型骨折。b. 采用锁定钢板切开复位内固定。c. 6 个月随访骨折愈合

使得部分股骨远端关节内骨折也可以选用逆行髓内钉[7,17]。新一代的髓内钉可以拧入交锁螺钉，对于特别是疏松骨质和短小髁骨块起到角度固定的作用。而且，目前有很多位于钉尾几厘米内的交锁螺钉可以选择；因此，可以采用逆行髓内钉技术固定股骨超远端骨折（图 4.5）[7]。

对于关节内骨折，逆行髓内钉治疗股骨远端骨折需要一定技术。术前需要进行精确规划以评估骨折类型：事先考虑关节内骨块的数目、移位情况，其与髓内钉的位置关系，以及使用拉力螺钉或股骨髁螺钉固定髁骨块的可能性。尤其需要注意，多颗前方或后方螺钉固定冠状面骨折可能会干扰远端交锁螺钉，因此必须在插入髓内钉前仔细规划。此外，需要认真规划髓内钉插入的深度：插入过深可能限制交锁螺钉的拧入，而插入过浅则使钉尾突出于关节面，可能导致髌股关节疼痛及关节面磨损[7]。

标准长度的逆行髓内钉须延伸至小转子，以使转子下区域的压力最小。短的髁上髓内钉须保证近端骨块至少可以置入 2 枚交锁螺钉[17]。然而，以下情况建议使用长髓内钉：防止短钉尾端的压力性骨折，增加髓内钉的工作长度及后续微动以促进骨折愈合，与骨髓腔峡部接触以增加髓内钉的稳定性[7]。

4.15 外固定

外固定治疗股骨远端关节内骨折具有有限的适应证。这样的固定系统适用于两种不同的情况：

- 损伤控制原则（DOC）下的临时桥接外固定（TBEF）；
- 严重开放性骨折及粉碎性干骺端骨折的确定性外固定。

尽管 TBEF 治疗对手术技术的要求不及确定性治疗，医生仍必须严格遵循原则以避免急性、慢性并发症。

需要考虑 3 个因素：

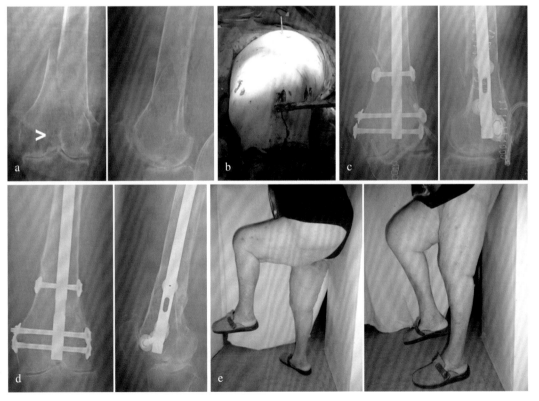

图 4.5　逆行髓内钉病例。a. 一例 64 岁女性患者左股骨 AO 33-C1 型骨折，BMI 33 kg/m²，伴严重骨质疏松和克罗恩病。">"显示髁间骨折线。b. 术中逆行髓内钉通过微创的入路置入。c. 术后 X 线显示关节内骨折块先通过一颗双髁螺钉固定。然后置入逆行髓内钉及近端双髁螺钉以达到干骺端骨块的良好加压。d、e. 6 个月随访，骨折愈合，没有畸形愈合，具有良好的膝关节活动度

- 斯氏针的置入；
- 斯氏针的交联；
- 纠正畸形。

外固定针的正确置入要求术者对肢体横断面解剖的理解以避免血管神经损伤[6]以及穿入关节内[26]。股骨干前方置钉，因其较外侧置钉方便且易于护理，常被采用。股骨前方置钉还因其为确定性钢板、髓内钉固定保留外侧皮质，而被推荐使用。Beltran 等在一项解剖学研究中为前方置钉确定了安全区。根据股神经最后一根穿出支到膝上折返的距离，前方外固定安全区的平均进针通道大约长 20 cm，绝对最窄区为 12 cm。上限为小转子以下 5.8 cm，下限为髌骨上极以上 7.5 cm[6]。外侧置钉减少了对血管神经、伸肌装置的损伤，以及穿入膝关节的概率。在一项生物力学研究中，Mercer 等比较了 4 种常见的用于跨越、固定膝关节脱位的外固定系统的相对刚度（在内翻、外翻及轴向加载下）[28]。评估的 4 种装置分别为单棒前方股骨固定、单棒前外侧股骨固定、双棒前外侧股骨固定、带铰链的环状固定。作者得出结论，因为其双平面固定的特性，双棒前外侧股骨固定的刚度最大。Strebe 等比较了 3 种用于增加跨膝关节外固定系统刚度方法的力学优势（变形阻力）：平行堆叠、交联、应用斜行置钉。作者总结仅有平行堆叠在 4 种测试条件下均增加系统刚度（$P<0.05$）[40]。

对于血流动力学不稳的患者，进行 TBEF 治疗的初始目标是保留患肢长度。对于血液动力学稳定的患者，则应力求完全的对位、对线。肢体短缩 1 cm 不能超过 2 或 3 周，因为如果确定性手术继续拖延，将很难保存正常的肢体长度[31]。为避免此类问题，可在骨折处施以过度牵引。然而，如果肢体因为血管损伤而血供不畅，过度牵引会对骨骺端骨折块的成血管机制产生影响[31]。

使用外固定作为确定性治疗的情况十分罕见。如果远端外固定针医源性穿入膝关节，可能造成化脓性关节炎。然而，在股骨远端的此种情况发生率目前尚不清楚[26]。微创入路复位关节骨折以及螺钉固定的方法应在外固定前进行。尽管不同的 olive 针通过股骨髁提供良好的压缩和稳定性，持续牵引骨骺端骨折块，特别是 C2、C3 型骨折，却很难达到间接复位[4]。

4.16 术后方案

术后管理取决于几个因素：骨折类型、选用的内固定、骨折固定的稳定性、伴随损伤、骨质量以及患者的依从性。应常规检查伤口，术后 2 周拆线。必须适当预防药物源性和机械源性血栓形成。术后康复应在外科医生的指导下由理疗师完成。某些患者可以使用带铰链的膝关节支具保护骨折部位免受内翻、外翻应力。为防止术后关节僵化和功能丢失，术后应尽快开始膝关节运动。可以使用持续被动活动器使膝关节活动度逐渐改善。术后早期鼓励锻炼股四头肌和腘绳肌力量，以获得最好的功能康复。依从性较高的患者可在术后第一天开始步态训练。对于关节内骨折，不负重或限制负重应持续到术后 10~12 周，或观察到影像学的骨折愈合。每 4~6 周应进行临床和影像学评估，直至骨折愈合、患者能够自由行走[7,17]。

4.17 并发症

股骨远端骨折的主要并发症包括延迟愈合、不愈合、深部感染、畸形愈合和关节纤维化。骨关节炎是最常见的远期并发症，但其发生率尚未有文献报道[36]。发生骨折愈合问题（包括延迟愈合、不愈合、内固定更换、二期骨移植）的总体概率从 0 到 32% 不等[18]。Ricci 等回顾性地分析了 335 例外侧锁定钢板治疗股骨远端骨折（AO 33-A 型或 33-C 型，33% 为开放骨折）的再次手术、深部感染及内固定失败的危险因素[35]。二次手术率为 19%。这些因素与再次手术风险强烈相关：开放性骨折、糖尿病、吸烟、高 BMI 值、近端钢板长度过短和年轻患者。作者推断年轻患者因受伤机制为高能量损伤，因而是再次手术的危险因素。所有病例中 5% 的骨折出现深部感染。作者认为开放性骨折、糖尿病、不锈钢钢板与深部感染相关。7% 的病例出现内固定失败，且最常见的失败处位于近端骨折块区域。使用较短钢板（9 孔）的失败率（14%）高于使用长钢板的失败率（1%）。Smith 等报道复位丢失是最常见的并发症，内翻 / 外翻畸形较屈 / 伸畸形更为常见，外旋畸形最为少见[38]。在干骺端粉碎性骨折，可以观察到内翻塌陷[20]。

很多文献报道了股骨远端骨折不愈合的研究，然而却没有标准化的指南。Ebranheim 等在一篇系统综述中指出，最常用的确定性治疗是角稳定钢板结合自体骨松质植骨[12]。作者报道这一方法可达到 97.4% 的成功愈合率，平均愈合时间为 7.8 个月。对于骨质疏松骨折或动力萎缩性不稳定的骨折不愈合，对侧采用异体骨皮质支撑或锁定钢板对稳定内固定十分有效（图 4.6，图 4.7）。

对于畸形愈合，可以规划截骨术、即时纠正和钢板固定的治疗。肢体短缩 1.5 cm 以上，合并冠状面大于 7°~10° 的成角畸形，可以采用外固定纠正[7,17]。

深部感染在取样进行微生物培养、取出内固定、对所有感染骨质和软组织清创后，给予合适的抗生素治疗，再进行一期或二期内固定[27]。

创伤后骨关节炎可以根据关节形态及受累关节部位，进行截骨术、膝关节单髁置换术（TKA）或全膝关节置换术（TKA）。畸形愈合、关节内骨性缺损、肢体力线不佳、内固定存留及周围软组织破坏均有可能对这些患者假体的愈合产生负面影响[32]。

4.18 结果

既往已有很多文献报道采用单一内固定物治疗股骨远端关节内骨折（螺钉、钢板、髓内钉等）。然而，目前还缺乏比较性研究，尤其是前瞻性研究。Bel 等报道了手术治疗 163 例单髁骨折（82%AO B2 型，18%AO B3 型），平均随访时间 7 年。在这个多中心研究中，23% 的 B1 型骨折采用外侧支撑钢板治疗，而 4% 的 B2 型骨折采用内侧支撑钢板[5]。所有的 B3 型骨折仅用螺钉固定；78% 的病例使用前方拉力螺钉，15% 的病例采用直接后向前方螺钉固定。作者观察到由于复位不佳造成 27% 的关节内畸形愈合，10% 的外翻 / 内翻畸形，5% 的屈 / 伸畸形，以及 12% 的骨关节炎。作者认为正确的手

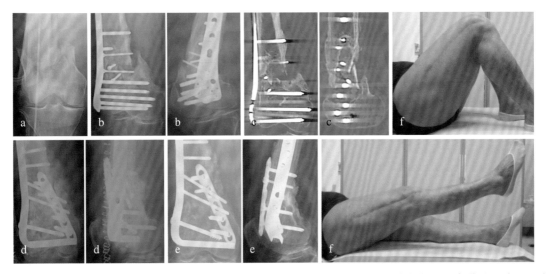

图 4.6　骨不连病例。a. 一例 71 岁女性患者，左股骨 AO 33-C3 型骨折。b、c. 锁定钢板切开复位内固定后 1 年的 X 线和 CT 扫描，显示内侧出现萎缩性骨不连伴骨丢失。d. 术后 X 线，采用接骨板内固定、前内侧 4.5 mm 锁定钢板和复合植骨（见图 4.7）。e、f. 6 个月随访，骨折愈合且关节活动度良好

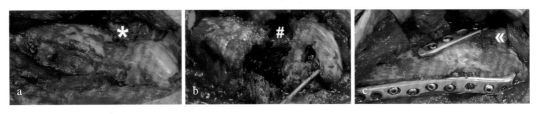

图 4.7　骨不连病例手术中。a. 取出钢板。干骺端的骨不连*。b. 损伤的清创和残存的骨丢失#。c. 采用接骨板、前内侧 4.5 mm 锁定钢板、扩髓冲洗器、人工骨、BMP-7≪ 进行内固定治疗。

术入路可以影响能否达到解剖复位和坚强固定。对于 B3 型骨折的治疗，建议采用后侧 / 后内侧入路以便行直接的从后向前方的螺钉固定。一项生物力学研究显示经后路的直接从后向前螺钉固定较前方拉力螺钉更为坚固 [22]。

在一项前瞻性研究中，Garnavos 等评估了 17 例采用逆行髓内钉和双髁螺钉治疗的 AO 33-C 型骨折 [16]。研究报道无畸形愈合、不愈合或深部感染，且获得良好的功能及临床评分。作者认为逆行髓内钉及髁间加压螺钉联合作用产生良好的功能结果。在一组 115 例骨折的回顾性病例中，Hierholzer 等比较了逆行髓内钉（n=59）和微创锁定钢板（n=56）[19]。他们没有发现关节内和关节外骨折间的功能和影像学结果差异。A 型骨折的两种治疗方法结果无统计学差异。C2 和 C3 型骨折仅进行 LISS 钢板固定，因此无法对 C 型骨折进行两种方法的统计学分析。Thomson 等对一组 22 例的切开复位内固定（ORIF）或有限切开复位逆行髓内钉治疗股骨远端骨折（AO C 型）随访平均 80 个月，比较其临床、功能、影像学结果 [42]。在钢板组，他们观察到 42% 的对位不良、33% 的不愈合、25% 的感染，以及 67% 的病例需要后续植骨手术。而在逆行髓内钉组，则没有发现畸形愈合和感染，仅有 9% 的不愈合率。Ehlinger 等总结了各项技术的适应证：钢板可以应用于各种骨折，而逆行髓内钉更适用于治疗关节外骨折 [13]。

Arazi 等报道了一期行 Ilizarov 外固定术治疗严重粉碎性关节外股骨远端骨折和髁间骨折的结果 [4]。共治疗 14 例连贯的复杂骨折患者，平均随访时间 14 个月。根据 AO 分型系统，其中有 3 例 A3 型、2 例 C2 型和 9 例 C3 型骨折。14 例患者中 13 例骨折愈合，其中 64% 的病例达到优秀或良好的结果。最后一次随访时平均屈曲度为 105°（35°~130°）。C3 型骨折患者的活动限制最严重。El Tantawy 等采用牵张成骨术治疗 17 例股骨远端粉碎性骨折（10 例 C2 型、7 例 C3.2 型骨折）[14]。流程包括初始的经皮关节骨块间螺钉固定、采用 Ilizarov 外固定的急性短缩，随后逐渐重复牵引以补偿短缩。所有骨折在平均 4.5 个月时愈合，3 例功能结果优秀，12 例良好，2 例一般。并发症包括 8 例钉道感染（47%）和 3 例浅层伤口感染（18%）。Hutson 和 Zych 报道了 16 例骨折的治疗结果（1 例 C3.1 型，1 例 C3.2 型，14 例 C3.3 型）；其中 12 例为开放性骨折 [21]。手术策略为有限切开的关节面固定，干骺端及骨干张力环状外固定。平均随访时间 35 个月（14~60 个月），所有骨折均愈合。共 2 例功能优秀，9 例良好，5 例一般。2 例患者因延迟愈合行二期植骨。5 例患者需行股四头肌成形术。一例患者出现化脓性关节炎，另一例患者出现骨髓炎。作者总结认为有限内固定结合张力外固定与其他方法相比结果类似，但感染和并发症发生率更高。关节活动因为软组织缠绕内固定针而受到影响。这种技术仅适用于严重粉碎性开放性股骨远端骨折伴大面积软组织损伤的挽救性治疗 [21]。

参·考·文·献

[1] Agarwal S, Giannoudis PV, Smith RM (2004) Cruciate fracture of the distal femur: the double Hoffa fracture. Injury 35:828–830.

[2] Albert MJ (1997) Supracondylar fractures of the femur. J Am Acad Orthop Surg 5:163–171.

[3] Arastu MH, Kokke MC, Duffy PJ et al (2013) Coronal plane partial articular fractures of the distal femoral condyle: current concepts in management. Bone Joint J 95-B:1165–1171.

[4] Arazi M, Memik R, Ogun TC et al (2001) Ilizarov external fixation for severely comminuted supracondylar and intercondylar fractures of the distal femur. J Bone Joint Surg Br 83:663–667.

[5] Bel JC, Court C, Cogan A et al (2014) Unicondylar fractures of the distal femur. Orthop Traumatol Surg Res 100:873–877.

[6] Beltran MJ, Collinge CA, Patzkowski JC et al (2012) The safe zone for external fixator pins in the femur. J Orthop Trauma 26:643–647.

[7] Beltran MJ, Gary JL, Collinge CA (2015) Management of distal femur fractures with modern plates and nails: state of the art. J Orthop Trauma 29:165–172.

[8] Butt MS, Krikler SJ, Ali MS (1996) Displaced fractures of the distal femur in elderly patients. Operative versus non-operative treatment. J Bone Joint Surg Br 78:110–114.

[9] Chiron P, Giordano G, Besombes C et al (2005) Ostéosynthèse par la vis-plaque condylienne de Judet-Chiron. À propos d'une série continue de 364 fractures récentes. Springer, Paris.

[10] Court-Brown CM, Caesar B (2006) Epidemiology of adult fractures: a review. Injury 37:691–697.

[11] Dhillon MS, Mootha AK, Bali K et al (2012) Coronal fractures of the medial femoral condyle: a series of 6 cases and review of literature. Musculoskelet Surg 96:49–54.

[12] Ebraheim NA, Martin A, Sochacki KR, Liu J (2013) Nonunion of distal femoral fractures: a systematic review. Orthop Surg 5:46–50.

[13] Ehlinger M, Ducrot G, Adam P et al (2012) Distal femur fractures. Surgical techniques and a review of the literature. Orthop Traumatol Surg Res 99:353–360.

[14] El-Tantawy A, Atef A (2015) Comminuted distal femur closed fractures: a new application of the Ilizarov concept of compression-distraction. Eur J Orthop Surg Traumatol 25:555–562.

[15] Frigg R (2003) Development of the locking compression plate. Injury 34(Suppl 2):B6–B10.

[16] Garnavos C, Lygdas P, Lasanianos NG (2012) Retrograde nailing and compression bolts in the treatment of type C distal femoral fractures. Injury 43:1170–1175.

[17] Gwathmey FW Jr, Jones-Quaidoo SM, Kahler D et al (2010) Distal femoral fractures: current concepts. J Am Acad Orthop Surg 18:597–607.

[18] Henderson CE, Kuhl LL, Fitzpatrick DC et al (2013) Locking plates for distal femur fractures: is there a problem with fracture healing? J Orthop Trauma 25(Suppl 1):S8–S14.

[19] Hierholzer C, von Ruden C, Potzel T et al (2011) Outcome analysis of retrograde nailing and less invasive stabilization system in distal femoral fractures: a retrospective analysis. Indian J Orthop 45:243–250.

[20] Hoffmann MF, Jones CB, Sietsema DL et al (2013) Clinical outcomes of locked plating of distal femoral fractures in a retrospective cohort. J Orthop Surg Res 8:43.

[21] Hutson JJ Jr, Zych GA (2000) Treatment of comminuted intraarticular distal femur fractures with limited internal and external tensioned wire fixation. J Orthop Trauma 14:405–413.

[22] Jarit GJ, Kummer FJ, Gibber MJ et al (2006) A mechanical evaluation of two fixation methods using cancellous screws for coronal fractures of the lateral condyle of the distal femur (OTA type 33B). J Orthop Trauma 20:273–276.

[23] Khalafi A, Hazelwood S, Curtiss S et al (2008) Fixation of the femoral condyles: a mechanical comparison of small and large fragment screw fixation. J Trauma 64:740–744.

[24] Letenneur J, Labour PE, Rogez JM et al (1978) Hoffa's fractures. Report of 20 cases (author's transl). Ann Chir 32:213–219.

[25] Link BC, Babst R (2012) Current concepts in fractures of the distal femur. Acta Chir Orthop Traumatol Cech 79:11–20.

[26] Lowery K, Dearden P, Sherman K et al (2015) Cadaveric analysis of capsular attachments of the distal femur related to pin and wire placement. Injury 46:970–974.

[27] McNally MA, Small JO, Tofighi HG et al (1993) Two stage management of chronic osteomyelitis of the long bones. The Belfast technique. J Bone Joint Surg Br 75:375–380.

[28] Mercer D, Firoozbakhsh K, Prevost M et al (2010) Stiffness of knee-spanning external fixation systems for traumatic knee dislocations: a biomechanical study. J Orthop Trauma 24:693–696.

[29] Muller E, Nazarian S, Koch P et al (1990) The comprehensive classification of fracture of long bone. Springer, Berlin.

[30] Nork SE, Segina DN, Aflatoon K et al (2005) The association between supracondylar-intercondylar distal femoral fractures and coronal plane fractures. J Bone Joint Surg Am 87:564–569.

[31] Oh JK, Hwang JH, Sahu D et al (2011) Complication rate and pitfalls of temporary bridging external fixator in periarticular communited fractures. Clin Orthop Surg 3:62–68.

[32] Papadopoulos EC, Parvizi J, Lai CH et al (2002) Total knee arthroplasty following prior distal femoral fracture. Knee 9:267–274.

[33] Perren SM (2002) Evolution of the internal fixation of long bone fractures. The scientific basis of biological internal fixation: choosing a new balance between stability and biology. J Bone Joint Surg Br 84:1093–1110.

[34] Prayson MJ, Datta DK, Marshall MP (2001) Mechanical comparison of endosteal substitution and lateral plate fixation in supracondylar fractures of the femur. J Orthop Trauma 15:96–100.

[35] Ricci WM, Streubel PN, Morshed S et al (2014) Risk factors for failure of locked plate fixation of distal femur fractures: an analysis of 335 cases. J Orthop Trauma 28:83–89.

[36] Rodriguez EK, Boulton C, Weaver MJ et al (2014) Predictive factors of distal femoral fracture nonunion after lateral locked plating: a retrospective multicenter case-control study of 283 fractures. Injury 45:554–559.

[37] Seinsheimer F 3rd (1980) Fractures of the distal femur. Clin Orthop Relat Res 153:169–179.

[38] Smith TO, Hedges C, MacNair R et al (2009) The clinical and radiological outcomes of the LISS plate for distal femoral fractures: a systematic review. Injury 40:1049–1063.

[39] Starr AJ, Jones AL, Reinert CM (1999) The "swashbuckler": a modified anterior approach for fractures of the distal femur. J Orthop Trauma 13:138–140.

[40] Strebe S, Kim H, Russell JP et al (2014) Analysis of strategies to increase external fixator stiffness: is double stacking worth the cost? Injury 45:1049–1053.

[41] Tetsunaga T, Sato T, Shiota N et al (2013) Posterior buttress plate with locking compression plate for Hoffa fracture. J Orthop Sci 18:798–802.

[42] Thomson AB, Driver R, Kregor PJ et al (2008) Longterm functional outcomes after intra-articular distal femur fractures: ORIF versus retrograde intramedullary nailing. Orthopedics 31:748–750.

[43] Trillat A, Dejour H, Bost J et al (1975) Unicondylar fractures of the femur. Rev Chir Orthop Reparatrice Appar Mot 61:611–626.

[44] White EA, Matcuk GR, Schein A et al (2015) Coronal plane fracture of the femoral condyles: anatomy, injury patterns, and approach to management of the Hoffa fragment. Skeletal Radiol 44:37–43.

5

胫骨平台骨折的治疗（I～IV型）

Davide Edoardo Bonasia
邓国英　译

摘要

■ 胫骨平台骨折约占全部骨折的 1%。5%～10% 的胫骨平台骨折发生同体育运动相关，尤其见于动作激烈、力学冲击较大的运动损伤（如滑雪、足球、橄榄球等）。在所有胫骨平台骨折的病例中，外侧胫骨平台骨折占 55%～70%，内侧胫骨平台骨折占 10%～23%，内外侧胫骨平台同时骨折的占 10%～30%。在这一章节中，将详细讨论简单胫骨平台骨折 I～IV 型（依据 Schatzker 分型方法）的治疗。包括：保守治疗、关节镜复位内固定术（ARIF）以及切开复位内固定术（ORIF）。

5.1 流行病学

胫骨平台骨折约占所有骨折病例的 1%[1]。5%～10% 胫骨骨折的发生同体育运动相关，尤其是常见于动作激烈、力学冲击显著的运动损伤（如滑雪、足球、橄榄球等）。在所有胫骨平台骨折中，外侧胫骨平台骨折占 55%～70%，内侧胫骨平台骨折占 10%～23%[1,2]，内外侧胫骨平台同时发生骨折的病例占 10%～30%[3]。42.2% 的胫骨平台骨折病例伴有半月板撕裂，而 21.3% 的病例伴发前交叉韧带（ACL）撕裂[4]。在发生胫骨平台骨折时，直接暴力可造成显著的神经血管损伤，如复杂骨折合并腘动脉损伤或外侧胫骨平台骨折合并腓总神经损伤。

5.2 受伤机制

虽然胫骨平台骨折在最初的时候被命名为"保险杠骨折"或"冲击垫骨折"（多见于车祸），但事实上只有 25% 的胫骨平台骨折是机动车直接撞击造成的。最常见的受伤机制是同胫骨轴向一致的强烈应力（如高坠伤）所致。其他受伤机制还包括胫骨平台侧方直接应力或扭曲应力损伤。但无论何种机制，均是通过股骨髁完成应力到胫骨平台内外侧的传递。对不同年龄阶段患者而言，楔形骨折常见于年轻人，而塌陷型骨折则好发于骨质疏松的老年人。

5.3 临床检查

临床检查中，需明确受伤机制、排除骨折移位。最常见的临床体征是膝关节肿胀疼痛。需在体格检查中评估神经血管损伤情况以及可能的并发症。关节附近的触诊可以帮助明确骨折移位是否存在。麻醉后的静态加载稳定性检查在术前膝关节功能评价中具有重要意义。对于 X 线未能明确诊断的疑似骨折患者，关节内血性带脂滴的引流液提示关节内骨折的可能，需进一步检查予以明确。

5.4 影像学检查和术前检查

为正确对骨折类型和骨折移位程度进行判断，需进行关节正、侧位 X 线片检查以及膝关节 CT 扫描。磁共振较少用于骨折情况的评估，但对于疑似韧带损伤的患者，MRI 有助于明确韧带损伤。然而进行韧带修复往往会导致骨折愈合延迟。

5.5 分类

临床决策和预后评估必须依据正确的骨折分型。胫骨平台骨折适用于多种分类方法（如 Hohl，Moore，Honkonen and Jarvinen，AO，等等），但 Schatzker 分型方法不仅更简便，并且同骨折严重程度、治疗方案选择以及预后情况有着较好的相关性[3]，能更好地指导临床工作。其分类方法为：

Ⅰ 型：单纯外侧平台劈裂骨折，典型的楔形非粉碎性骨折块向外下劈裂移位（图 5.1）；Ⅱ 型：外侧平台劈裂合并凹陷骨折，侧方楔形骨块劈裂分离，并有关节面向下压缩嵌入干骺端（图 5.2）；Ⅲ 型：单纯外侧平台中央压缩骨折，关节面被压缩陷入平台，外侧皮质完整（图 5.3 和图 5.4）；Ⅳ 型：内髁骨折，此型骨折可以是单纯楔形劈裂或粉碎及压缩骨折，常累及胫骨棘（图 5.5）；Ⅴ 型：双髁骨折，两侧胫骨平台劈裂，干骺端与骨干仍保持连续性；Ⅵ 型：伴有干骺端与骨干分离的平台骨折，除单髁、双髁及关节面骨折外，还存在胫骨近端横行或斜行骨折。

5.6 适应证

骨折的治疗取决于如下因素，包括：①骨折裂隙形态；②软组织损伤情况；③患者年龄和活动水平；④骨质情况。

无移位和微小移位 / 压缩的骨折或者是骨关节炎患者的膝关节移位骨折可通过保守或者经皮内固定治疗。移位骨折或沉降超过 5 mm 的压缩性骨折需要复位和内固定。有数据显示关节压缩或移位可能会导致创伤后骨关节炎[2]。此外有学者认为骨折移位在 4~10 mm 内时应进行保守治疗，而另一些学者则认为超过 3~4 mm 的移位必须进行手术治疗。在无明显移位的不稳定性骨折中，坚强内固定仍被认为是最适合运动活跃患者的治疗方案，可保证其进行早期活动[2]。一般而言，移位超过 5 mm 可以作为需要手术的指标。若患者情况符合保守治疗指征，治疗方案的选择需依据骨折的位置和稳定性。对于胫骨平台负重区域的不稳定性骨折而言，膝关节需要铰链式护膝制动 2 周，之后以每周 30° 的速度逐渐增加膝关节活动范围，3 个月之后方可进行负重。对于稳定性骨折，关节活动范围则不受限制，在骨折不涉及胫骨平台负重区域的情况下，可适当进行早期负重。

当移位超过 5 mm，患者依从性较好且无骨关节炎时，可使用关节镜下复位内固定术治疗，包括

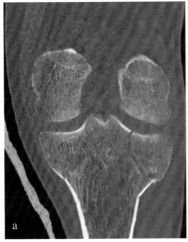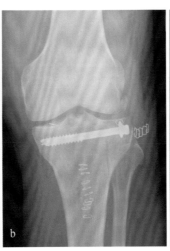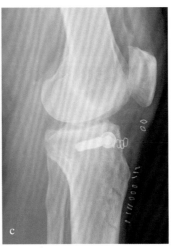

图 5.1 Schatzker Ⅰ 型骨折（外侧平台劈裂）。a. 冠状 CT 扫描。b. 术后正位图。c. 术后侧面图。关节镜辅助经皮空心螺钉固定术

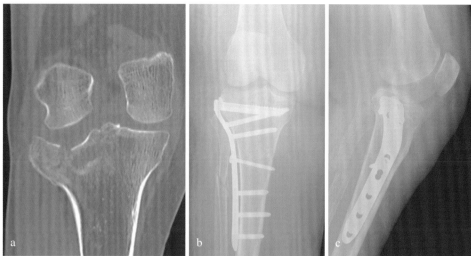

图 5.2　Schatzker Ⅱ 型骨折
（外侧平台劈裂/压缩骨折）。
a. 冠状面 CT 扫描。b. 术后
正位视图。c. 术后侧位视图。
手术过程包括切开复位和钢
板内固定

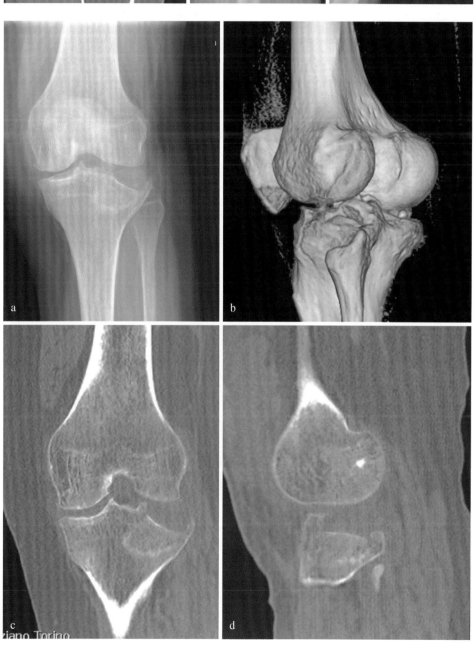

图 5.3　Schatzker Ⅲ 型骨折
（压缩性骨折）。a. 正位视图。
b. CT 扫描三维重建。c. 冠
状面 CT 扫描。d. 矢状面 CT
扫描

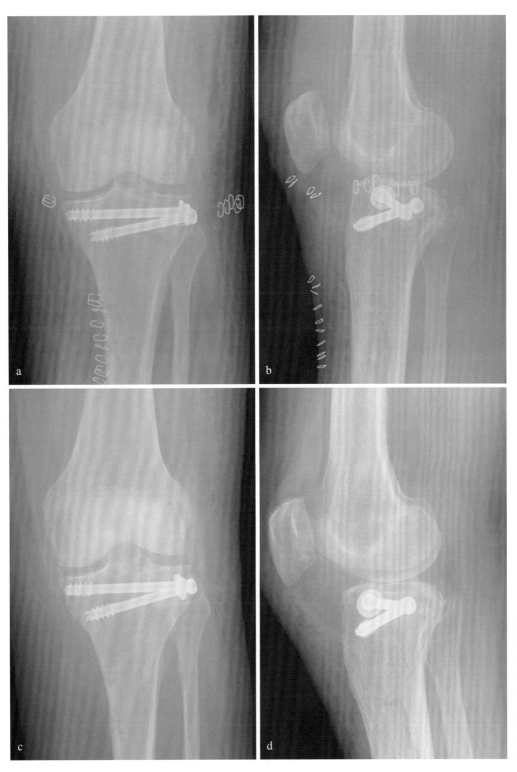

图 5.4 图 5.3 病例术后影像学资料。a. 术后早期正位视图。b. 术后早期侧面视图。c. 6 个月术后正位视图。d. 6 个月术后侧位视图。手术过程包括关节镜下辅助复位及经皮空心螺钉固定

Schatzker 分型中的Ⅰ、Ⅱ、Ⅲ型骨折（图 5.1、图 5.3 和图 5.4）。然而，在一些 Schatzker Ⅱ型骨折的治疗中，若局部骨质情况较差或粉碎性骨折程度较重时，建议进行切开复位钢板内固定（图 5.2）。关节镜辅助治疗技术也曾被用于治疗 Schatzker Ⅳ型骨折（图 5.5）。此类骨折通常由高能量创伤造成，伴有皮肤、韧带和关节囊的损伤，在非开放手术的情况下很难进行治疗。考虑到在关节镜的操作过程中，其操作区域充斥的液体有渗入损伤软组织的风险，此类骨折推荐使用切开复位内固定进行治疗。

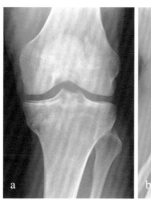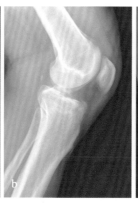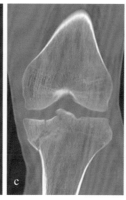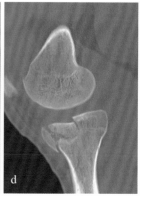

图 5.5 Schatzker Ⅳ型骨折（内侧胫骨平台骨折）。a. 正位视图。b. 侧位视图。c. 冠状面 CT 扫描。d. 矢状面 CT 扫描

5.7 手术技术

5.7.1 关节镜复位内固定

患者仰卧位，在全麻或腰麻下进行手术。手术前，将止血带置于大腿近端，并预防性使用抗生素。麻醉后，需进行膝关节稳定性评估。

主刀医生位于患侧，C 臂机和关节镜屏幕置于另一侧。手术需使用专门设计的手术器械（图 5.6）。关节镜检查时灌注泵设定为重力大小，经前内侧或前外侧经典入路进行关节镜检查。冲洗清除关节内积血并移除可能存在的软骨碎片，并对骨折压缩情况和软组织损伤情况进行评估。

经胫骨关节面下 10 cm 处，胫骨中线位置向远端轴向切开 3 cm（图 5.7）。使用 10 mm 带齿环钻铣刀，在胫骨皮质骨上开 10 mm × 20 mm 的骨窗（图 5.8）。

在 X 线辅助下（前后位及侧位摄片），将环钻铣刀的边缘置于外侧胫骨平台骨折下方 2 cm 处（图 5.8）之后使用骨 9 mm 直径打孔器插入环钻内，使用锤子击打扩张器（底直径 9 mm，高 100 mm）将骨松质块嵌入骨折处以获得直接复位。若关节面存在严重压缩，可经相同窗口在其他位置重置环钻，重复以上操作以达到复位要求。关节面解剖复位可通过关节镜观察进行评估（图 5.9）。一旦达到最优

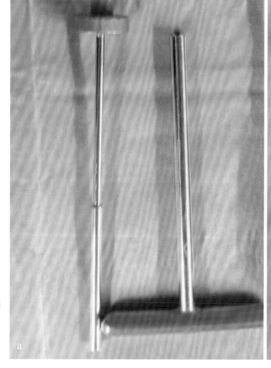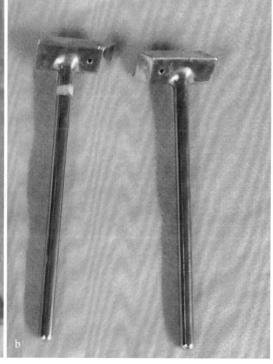

图 5.6 胫骨平台复位所用的特殊器械。a. 环钻铣刀（Trephine cutter）和扩张器（bone tamp）。b. 骨皮质开窗模板

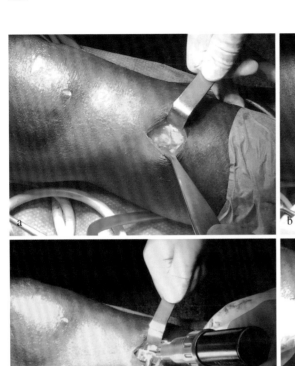
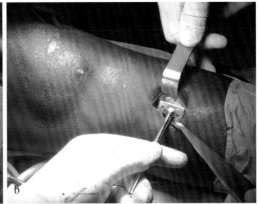
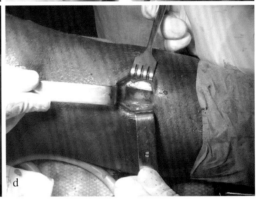

图 5.7 胫骨平台骨折的关节镜下辅助复位固定。a. 前内侧入路（胫骨平台关节面远端约 10 cm）。b. 使用模板器械进行骨皮质窗口的规划。c. 使用摆锯依模板器械进行骨皮质开窗。d. 骨皮质移除后，开窗成功

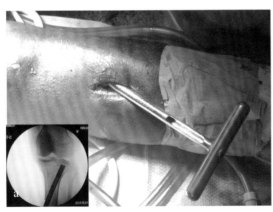
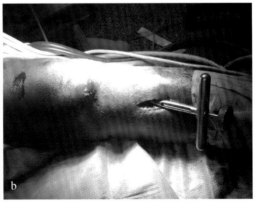

图 5.8 胫骨平台骨折的关节镜下辅助复位固定。a. X 线辅助下，在压缩性骨折下端 1 cm 处放置环钻铣刀。b. 使用扩张器复位压缩性骨折

复位要求，即可使用 2~3 枚带垫圈的松质骨空心螺钉（6.5 mm）自外侧向内侧于关节面下方 1 cm 处经皮置入。固定完成后，移除环钻和扩张器，复位骨窗。在整个手术过程中，不需要使用到髂骨植骨或其他骨移植物。

对于 Schatzker Ⅰ型骨折（楔形骨折，不伴有关节面塌陷），不必对塌陷关节面进行评估。在关节镜直视下，楔形骨折通常可通过经皮复位。方法包括对远端游离骨块的指压法复位；使膝关节呈内翻位，整复骨折块；使用克氏针以操纵杆技术完成复位等方法。当骨折复位、关节面平齐后，可按前述方法使用螺钉经皮完成内固定[5,6]。

5.7.2 切开复位内固定术

患者体位和术前准备同关节镜复位内固定。不同之处在于手术台尾侧部分模块可降下，以便将膝关节固定到 90°。横向曲棍球棒切口和外侧髌旁入路均可用于切开复位内固定术。横线曲棍球棒切口更易暴露骨折部位，而外侧髌旁入路则不影响后续可能采用的膝关节置换手术。

曲棍球外侧切口自胫骨外上髁开始，向远端延长至 Gerdy 结节下方 2 cm 处。可以依据骨折类型的不同分别向近端或远端方向延长。术中可见髂胫束跨于骨折部位上方。使用骨膜剥离器将前

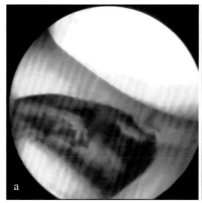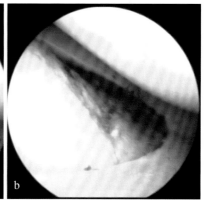

图 5.9　胫骨平台骨折的关节镜下辅助复位固定。a. 骨折复位前关节镜影像。b. 骨折复位后关节镜影像

室腔内肌肉自胫骨近端拉开，经半月板下入路可抵达关节处。半月板与关节囊之间的空间应足够大以满足外侧半月板位置升高暴露骨折区域。暴露骨折区域后，关节面沉降部位可经扩张器复位，并进行自体或异体骨移植物填充。对于外侧劈裂骨折，可经复位夹在直视下或 X 线辅助下进行复位固定，之后使用克氏针协助进行临时固定。术中常常使用 L 形或 T 形 4.5 mm 波浪状锁定钢板进行固定（图 5.2）。

5.8 术后治疗方案

在铰链式支具的保护下，术后膝关节可立即进行 0°~90° 的运动。8 周后可移除护膝并进行局部负重（或下地走路）。但要在术后 3 个月，才能进行全体重负荷下行走。

5.9 并发症

最常见的并发症包括[4]：创伤后骨关节炎（26%）；活动范围受限（10%）；畸形愈合超过 4 mm（1.5%）或创伤后骨错位排列；深部感染（0.5%）；深静脉血栓形成（0.3%）；筋膜间室综合征（0.2%）；腓总神经损伤。

5.10 结果

在最近的系统性回顾中（19 篇文章，609 例患者）显示，90.5% 的患者在经典临床评分（Rasmussen 评分）中被评为恢复良好或极佳，同时 90.9% 的患者对关节镜辅助复位内固定疗法（AFIF）的疗效表示满意[4]。该研究认为 ARIF 是一种可靠、有效且安全的胫骨平台骨折治疗方法。

目前，尚没有前瞻性随机对照研究就 ARIF 和 ORIF 的临床转归进行比较。只有 3 篇回顾性研究（循证医学证据Ⅲ级）就 ARIF 和 ORIF[7-9]进行了比较研究。Dall'Oca 等[8]比较了两组接受 ARIF 和 ORIF 治疗的患者临床效果，每组样本量为 50 例。研究显示对 Schatzker Ⅰ型骨折治疗中，两种方法无明显差异。而对 Schatzker Ⅱ型、Ⅲ型和Ⅳ型骨折，临床结果显示 ARIF 略优于 ORIF（统计学差异不显著）。

Ohdera 等回顾性评估了 28 例胫骨平台骨折病例（19 例 ARIF，9 例 ORIF）。在手术持续时间、术后活动度以及临床效果上，两类手术未表现出显著的统计学差异。然而在 ARIF 组中，术后康复更易更快。而且，84%（16/19）的 ARIF 治疗组患者在术后达到了解剖复位标准（判断标准：术后移位 < 2 mm），而 ORIF 治疗组中，只有 55%（5/9）的患者获得了解剖复位[7]。

Fowble 等的研究中，比较了 23 例发生压缩性或楔形压缩性胫骨平台骨折的患者资料。其中 12 例患者接受了 ARIF 治疗，11 例接受了 ORIF 治疗。在 ARIF 治疗组中，治疗效果均达到了解剖复位要求，而这一指标在 ORIF 组中只有 55%（6/11）。同时，ARIF 组患者恢复更快，可以更早地进行负重活动[9]。

迄今尚无 Schatzker Ⅰ~Ⅳ型骨折的治疗金标准，仍需更大样本量以及更高标准的循证医学证据予以明确。

表 5.1　不同分型胫骨平台骨折的治疗方案

骨折类型	治疗方案
Ⅰ型，单纯外侧平台劈裂骨折	关节镜复位内固定及经皮空心螺钉固定
Ⅱ型，外侧平台劈裂合并凹陷骨折	关节镜复位内固定及经皮空心螺钉固定术或切开复位内固定（当局部骨质较差或者粉碎程度较高时选择）
Ⅲ型，单纯外侧平台中央压缩骨折	关节镜复位内固定及经皮空心螺钉固定
Ⅳ型，内髁骨折，单纯的楔形劈裂或是粉碎和压缩骨折	切开复位钢板内固定或者关节镜复位内固定及经皮空心螺钉固定（当创伤暴力较轻微，单纯内侧骨折，伴有粉碎性骨折或压缩性骨折）

参·考·文·献

[1] Gill TJ, Moezzi DM, Oates KM, Sterett WI (2001) Arthroscopic reduction and internal fixation of tibial plateau fractures in skiing. Clin Orthop Relat Res 383: 243–249.

[2] Lubowitz JH, Elson WS, Guttmann D (2004) Part Ⅰ: arthroscopic management of tibial plateau fractures. Arthroscopy 20(10): 1063–1070.

[3] Bonasia DE, Rossi R, Bardelli A (2005) Tibial plateau fractures. A review of classifications. Minerva Ortopedica e Traumatologica 56(5): 457–463.

[4] Chen XZ, Liu CG, Chen Y, Wang LQ, Zhu QZ, Lin P (2015) Arthroscopy-assisted surgery for tibial plateau fractures. Arthroscopy 31(1): 143–153.

[5] Rossi R, Bonasia DE, Blonna D, Assom M, Castoldi F (2008) Prospective follow-up of a simple arthroscopic-assisted technique for lateral tibial plateau fractures: results at 5 years.

Knee 15(5): 378–383.

[6] Rossi R, Castoldi F, Blonna D, Marmotti A, Assom M (2006) Arthroscopic treatment of lateral tibial plateau fractures: a simple technique. Arthroscopy 22(6): 678. e1–678.e6.

[7] Ohdera T, Tokunaga M, Hiroshima S, Yoshimoto E, Tokunaga J, Kobayashi A (2003) Arthroscopic management of tibial plateau fractures comparison with open reduction method. Arch Orthop Trauma Surg 123: 489–493.

[8] Dall'Oca C, Maluta T, Lavini F, Bondi M, Micheloni GM, Bartolozzi P (2012) Tibial plateau fractures: compared outcomes between ARIF and ORIF. Strategies Trauma Limb Reconstr 7: 163–175.

[9] Fowble CD, Zimmer JW, Schepsis AA (1993) The role of arthroscopy in the assessment and treatment of tibial plateau fractures. Arthroscopy 9: 584–590.

6

复杂近端胫骨骨折处理（Schatzker V型和VI型）

Jodi Siegel and Paul Tornetta III

王会祥　译

摘要

- 由于骨折本身以及相关软组织损伤，复杂胫骨平台骨折的成功处理仍然具有挑战性。治疗目标在于恢复骨长度以及形态，同时避免并发症的发生。细致的软组织处理以及周到的手术可以带来术后很好的功能恢复。掌握骨折的病理解剖学对于选择合适的方法进行固定以及维持复位直至愈合尤为重要。

6.1 简介

胫骨平台骨折是近端平台的损伤，包括关节表面的骨折。它们代表了大范围复杂而严重的损伤。成功的处理既需要恢复骨的解剖同时又需要兼顾软组织的处理。典型的复杂平台骨折包括双髁骨折、干骺端骨干分离和骨折脱位三种模式。

6.2 流行病学

复杂的胫骨平台骨折主要发生在两大类人群。典型的高能量损伤发生在年轻人，尤以男性多发。低能量损伤导致的骨折，不一定是非复杂性骨折，常发生在女性老年人，并且常被认为是不完全性骨折。

6.3 损伤机制

高能量损伤常发生在机动车碰撞，高处坠落，行人撞击损伤。与低能量损伤相比，这些典型高能量损伤引起的骨折常伴随有严重软组织和高发生率的神经血管损伤以及筋膜间室综合征。跌倒引起的低能量损伤常导致骨质疏松性骨折。

膝关节损伤力度的大小，类型以及受力的方向决定了骨折类型。作用于膝关节的直接外翻暴力导致简单平台骨折类型。轴向载荷加上外翻暴力是造成复杂类型骨折的主要原因。剪切暴力所引起的内侧平台骨折以及骨折脱位常发生于膝关节屈曲，内翻以及内旋位置。从直接损伤点到近端胫骨的损伤会导致轴向分离并且延伸至关节处。尽管这些关节的组成结构可能相对简单，但是由此引发的软组织损伤可能更加严重。

6.4 临床体检

考虑到相关损伤的高发性，所有的胫骨平台骨折患者都应进行骨科相关损伤的检查。明确损伤机制将有助于包括膝关节和腿部创伤在内的临床判断。开放创口以及骨折引起的水泡将影响手术时间窗，有时亦会影响到手术入路的选择。远端的神经血管检查可能会比较困难，但是必须严谨对待。在对伴有神经血管损伤以及筋膜间室综合征患者进行重复的体检后，必须对存在筋膜间室紧张，被动牵拉疼痛以及远端脉搏搏动发生改变的患者进行认真仔细评估[1]。对于接受外固定支架处理的患者，特别是在骨折断端形态恢复之后需要进行持续的筋膜间室综合征的监测。冠状位的平台骨折通常不是复杂骨折的高发类型，在骨折彻底恢复前，它们需要临时外固定支架固定，从而提供足够的稳定性以确保软组织的愈合以及骨折的复位。

6.5 影像学和术前处理

为充分进行高能量双侧髁骨折患者的影像学评估，需要对包括膝关节在内的膝关节远端和近端进行影像学检查。此外，股骨的影像学检查也需包括在内，尤其是即将进行外固定支架固定的患者。至少膝关节和平台的正、侧位影像是必须检查项目。在进行内侧和外侧斜肌以及 10° 尾部关节联合摄片的情况下可不需 CT 扫描。对于需要通过影像学明确骨折线或做出具体术前计划的复杂骨折而言，CT扫描则是必需的。由于外固定后的影像学有助于明确骨折的病理解剖情况，所以受到外科医生的推荐。因此，如果最初的影像检查发现了短缩或脱位骨折，最好是在外固定器使用后再次应用高级影像学检查以明确诊断。

6.6 分型

经典平台骨折是通过对骨折线和骨折模式来进行描述的。这是一种很有用的实践描述方式，因为不同的骨折模式决定了其特定治疗方案以及分期，因而被外科医生所推荐。其中一种普遍认可以及被广泛使用的分型系统是 Schatzker 分型[2]。尽管它对于描述前三种骨折的类型被广泛应用，但是当试图去分类Ⅳ、Ⅴ、Ⅵ型骨折时问题依然存在。中间部骨折被认为是Ⅳ型，但是仍然有一些其他类型的骨折难以用 Schatzker 分型进行归类[3]。尤其对于"完全性的髁骨折"保留了一部分的侧方关节连接内侧髁和附着的胫骨脱位

通常被错分为 Schatzker Ⅳ型，尽管这种类型并没有出现在相应的描述系列中。Schatzker Ⅴ型骨折最初被描述为内侧和侧方髁骨折伴随有髁间嵴压缩。即使有的话，这种类型也很少发生。更普遍的情况是，内侧髁是局部的损伤，它的骨折可以被定义为骨折伴有脱位的变体。Ⅵ型骨折表明干骺端分离成为关节内的部分。很多骨折因为双侧髁都有骨折难以用Ⅴ型去概括，所以被归纳为Ⅵ型。但是它并没有从骨干的角度去分类。

通常应用出于研究目的，对这一部位的骨折应用 OTA/AO 分型系统。A 型骨折是非关节内骨折，因此不属于胫骨平台骨折。部分发生于内侧和外侧的 B 型骨折被进一步的定义为简单的撕裂，关节内压迫以及撕裂压迫。完全性的 C 型关节内骨折则根据骨折复杂程度来描述关节和干骺端的骨折情况。对于骨折伴脱位的模式在此分型系统中并未描述。

由于胫骨平台骨折的分类存在上述这些问题，所以大多数外科医生仅简单地依赖描述骨折的模式、骨折碎片、脱位、关节和干骺端骨折的情况来进行分类。对于分类系统的熟悉有助于精确使用描述性的术语以及最终有效地沟通和交流。此外，它也有助于选择手术入路和固定方式。

6.7 适应证

对胫骨平台骨折患者的治疗目标在于恢复胫骨轴线以及避免并发症。具有保护功能的半月板使得胫骨平台的关节面有助于抵制创伤后关节炎[4,5]。明确在什么情况下做手术很重要，因为平台几毫米的塌陷并不自发地成为手术的适应证，它可以构成更加紧致的关节[6]。对复杂胫骨平台骨折手术方案的决策难点在于如何采用优化的方式去复位和稳定骨折，同时尽可能少地进行手术干预。矢状位和冠状位的平台骨折以及干骺端分离是可靠的手术指征。它包括骨折脱位、干骺端分离和双髁骨折。患者存在的其他并发症可能使其不适合手术。此外，严重的软组织损伤也会限制手术方案，但是这种创伤本身带来的不稳定特性始终需要被考虑。

6.8 手术治疗时间

由于易于复位，胫骨平台骨折应该在骨折后3周内固定。低能量损伤往往伴有软组织损伤，它可以在最初几周内的任何时间被稳妥固定。而对于高能量损伤则需要谨慎的决定。对于任何出现不稳定、错位或者胫骨平台骨折移位以及软组织损伤的患者，则需要进行分期固定。应用跨膝关节的外固定有助于恢复长度和校准，同时促进软组织的愈合。通常需要10天到3周的时间来让骨折引发的水泡消失直至新的上皮形成。除非进行连续的筋膜间室压力监测，足部不应被包含在外固定范围内，使得主动和被动的踝关节牵拉可以被检测。一旦皮肤切口处出现皮肤皱纹，通常表示可以继续进一步治疗。

6.9 手术技术

选择合适的手术入路是进一步成功治疗的必需步骤，评估影像和CT将有助于优化手术入路。确定手术切口处的软组织是否完好非常有必要。通常术者的最初决定是建立在骨折是否可以承受中间和侧位固定或者仅仅是简单的单侧髁钢板。决定的关键在于髁中间部是否完整或者部分完整以及是否存在骨折脱位（图6.1）。

如果髁内侧存在部分损伤，就如同骨折伴随脱位的情况，这种情况下内侧需要首先被修补重建以使得中间髁部首先得到稳固。同样，如果髁内侧完整，但是关节侧边存在脱位，那么髁内侧的固定也是必须的。因为这种情况也是骨折伴脱位的模式。唯一进行单独侧边固定即可的情况是双侧髁骨折、平台内侧完整且不存在脱位的情况。

6.9.1 侧方固定

某些双侧髁骨折和干骺端骨折可以只用侧边成角钢板进行固定就能达到很好的效果。预防固定失败和内翻足的关键在于熟悉内侧边骨折解剖。如果骨折处有大量内侧关节髁碎片以及沿着骨折线的皮质连接（图6.2 a），在这种情况下，骨折复位后运用侧方锁定钢板可以获得稳固的稳定。在

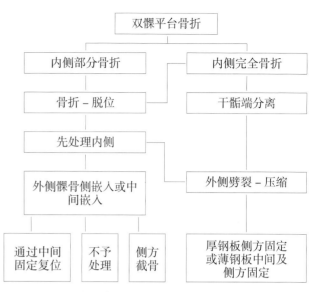

图6.1 双髁平台骨折及骨折-脱位的治疗决策

这一病例中，患者有大块的内侧髁骨折和干骺端的分离（图6.2 b、c）。手术采用了位于膝部前外侧入路和切口。笔者更加倾向于使用在胫骨结节处的直行切口而不是曲棍球杆形切口或者lazy S形切口。沿着皮肤切口线性分离IT带以及前筋膜室，使得前筋膜室肌肉与胫骨近端分离。行半月板切开术后，识别标记外侧半月板，并检查是否有撕裂。对这一例患者，可见外侧半月板撕裂，发现时半月板撕裂的碎片已被压迫。首先将其复位至其原来的位置，后期通过IT带进行修补。对半月板的评估可以观察关节表面。前外侧骨折为开书样。骨折的干骺端部分需要首先被复位，然后经皮夹钳夹持置入拉力螺钉（图6.2 d、e）。随后，抬高关节面并用克氏针复位。同种异体补片被填充入塌陷处以固定塌陷的关节。前外侧皮质碎片被复位到骨折部位，并用持骨钳和克氏针连续复位。侧方锁定钢板固定在肌肉发达处，双皮质螺钉固定在钢板的中间部位，锁定螺钉固定在干骺端（图6.2 f、g）。髁内侧柱需要对齐和成角固定以确保患者不存在内翻足塌陷。

6.9.2 内侧和侧方固定

某些双侧髁骨折包含有大量的内侧碎片，但关节部分是完整的。更加常见的情况是关节的嵌入导致侧方皮质的损坏（图6.3 a~c）。其中一个可以选择的入路为仅应用更薄且更易弯曲的侧方钢板进行固定，即用双钢板通过双切口固定。但此种情况

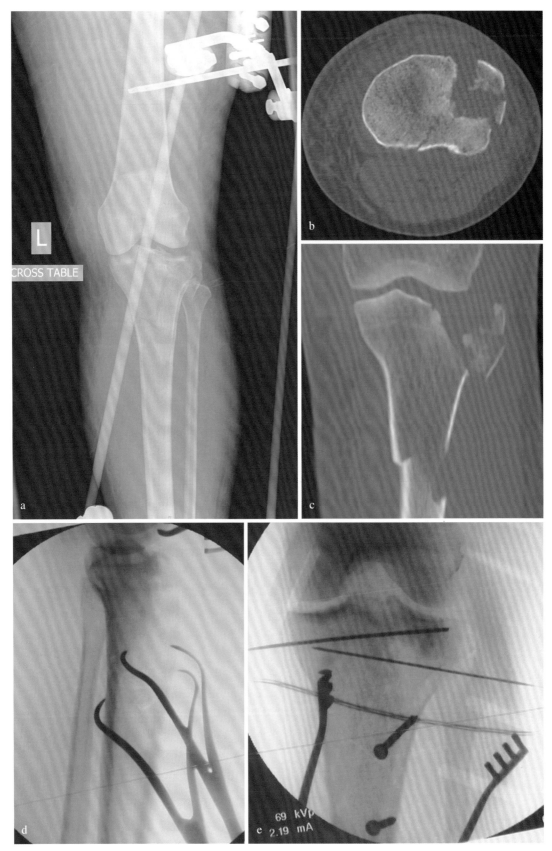

图 6.2　a. 双髁干骺端平台骨折应用跨膝关节外固定支架。b、c. 应用 CT 扫描更好的描述骨折。d. 应用 ORIF 术，首先夹住中间碎骨块。e. 应用拉力螺钉固定，随后复位侧方关节。复位后用克氏针及排钉固定。

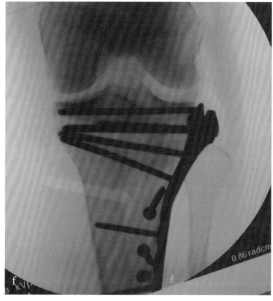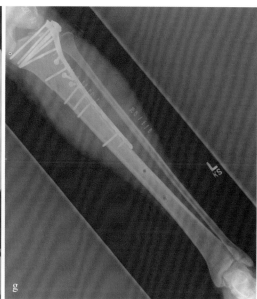

图 6.2 （续）f、g. 应用侧方锁定钢板进行内固定

会导致永久的内植物存留，它会导致疼痛以及切口处难以愈合。之前的双钢板固定和软组织并发症相关，但其中大多数是在采用单一切口的情况下发生的[7]。采用软组织损伤小的入路效果好，而更薄的钢板可以有效地提供足够的固定而作为另一种选择方式（图 6.3 d、e）。双钢板固定在大多数情况下是一种可选择的方式，同时多数医生不采用厚钢板以避免钢板对软组织的激惹。使用薄内侧钢板恢复轴线可使得 C 型损伤转变为 B 型部分关节内损伤，从而可以在单侧应用。内侧和后内侧钢板可通过仅有小损伤的切口放置，这就使得其更加具有吸引性。唯一的禁忌证是粉碎性干骺端骨折，尽管长形钢板可以通过胫骨干放置在这些区域。

6.9.3 后内侧和侧方固定

大多数伴随有骨折脱位的双侧髁骨折都存在后内侧的碎片（图 6.4 a、b）。典型的碎片通常很小、很短，同时或者很难通过侧方锁定钢板的螺钉去把持和固定。此外，胫骨平台这一区域剪切受力很难仅通过侧方固定来平衡，否则会导致内翻足（图6.5）。所以，应用后内侧抗滑动钢板对于维持胫骨轴线和脱位后的复位很有必要。笔者倾向于对患者应用仰卧体位，当然俯卧位同样也可以运用。仰卧位优势在于必要情况下，术者可以自由地对膝关节内侧和外侧进行手术。可以跨过胫骨近端后内侧边界以及腓肠肌肌腹内侧前方做手术切口。在皮下分

离时需要注意保护隐神经和静脉。深间隔是由腓肠肌内侧头和鹅足样肌腱后方边界处共同形成。通常在这一区域可以发现后内侧的碎骨片。但是，骨折可能会导致鹅足样肌腱的断裂，如果出现这种情况，可从前方及后方提升鹅足样肌腱，并在骨折部位进行骨膜下分离。

在分离和清除了软组织血肿以后，就可以进行骨折复位。如果是由于损伤本身引起骨折伴有脱位的情况，并且为严重的脱位分离，那么在这种情况下，骨折将难以进行复位。可以用大的关节周围复位钳夹靠内侧放置，通过在股骨髁内侧穿一个孔，随后再穿过侧方平台去复位分离的侧方关节，以恢复大体解剖轴线（图 6.4 c）[8]。用前后位的 Weber 指向骨把持钩（前齿通常穿过前方的戳孔）可以完成解剖复位（图 6.4 d）。作为确定内侧关节复位的手段，X 线摄片通常是必要的。前内侧碎片位置时常倾斜，在后内侧钢板应用之前需要进行复位。通过适度朝近端延长切口显露半月板，在关节面可以直接进行复位。即使在倾斜位的 X 线片没有很好地显露关节的情况下，这个操作依然有用。在进行内侧部分术中操作时，需要注意不要影响到后续在侧方的必要操作。

侧方固定在这些类型的双髁骨折中可以通过侧方入路和个性化方式来进行。对于需要进行双钢板固定的患者，薄钢板可以在侧方进行置入，且在闭合切口时钢板可以很容易被软组织所覆盖（图 6.4 e、

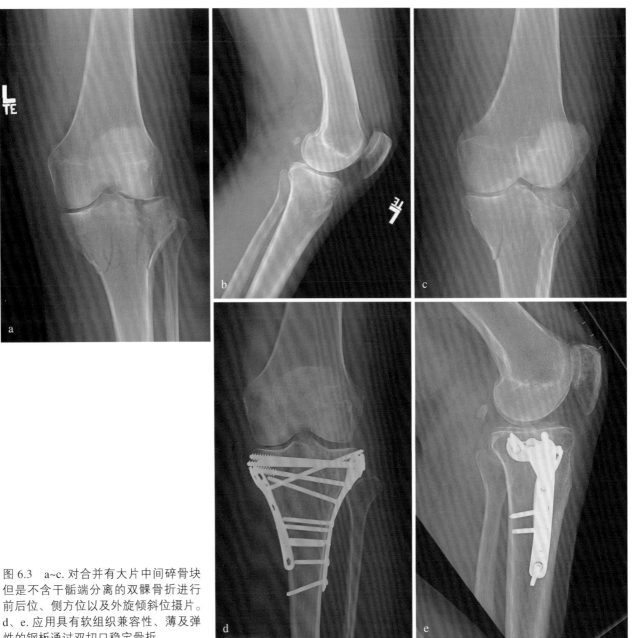

图 6.3　a~c. 对合并有大片中间碎骨块但是不含干骺端分离的双髁骨折进行前后位、侧方位以及外旋倾斜位摄片。d、e. 应用具有软组织兼容性、薄及弹性的钢板通过双切口稳定骨折

f）。此处的入路解剖和前述很相似，在一些病例中，尽管患者侧方骨皮质并没有受损，但是侧方关节已有被压迫症状。术者必须决定关节的损伤是否足够严重以至于达到关节不稳定需要被固定的状态，以及在此手术区域采用何种入路方式。大多数情况下，一旦内侧被复位和固定，那么侧方部分就可以被认为是一个标准的侧方分离性骨折。

　　一个值得注意的例外是这种内侧骨折伴脱位会对侧方产生影响。这是一种特定的模式，侧方滑脱的关节会朝向股骨髁上方的平台中部关节面，

与之相反的典型情况见于外翻足损伤导致的侧方或者中间部位挤压。典型病例如图 6.6 a~d。由于侧方皮质可能没有骨折，所以进入侧方关节的中间部分可能是有限的。此外，由于影响更多的是内侧，对于关节周围的活动显得并不那么重要。在这种情况下，侧方关节的碎骨片可以更多地通过内侧骨折处从内侧边去进行复位。这例患者在骨折处临时用克氏针固定，随后通过用置入内侧骨折处抗滑动钢板上的螺钉进行固定。最后在侧边再另置一枚拉力螺钉。

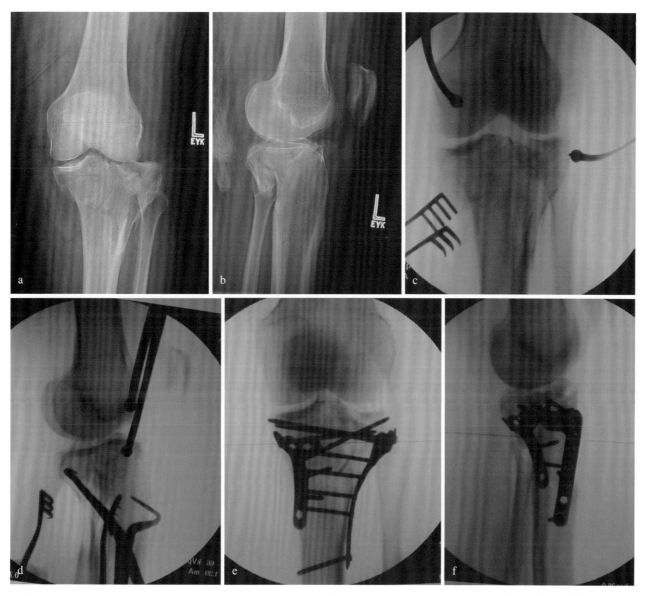

图 6.4　a、b. 双髁骨折脱位 X 线片示大片中后部碎骨块，侧方关节压缩以及脱位侧方关节。c. 术中摄片显示经皮放置的复位钳用来复位脱位。d. 随后，应用 Weber 夹复位中后部骨块。e、f. 应用中后部抗滑动钢板和侧方支撑钢板固定骨折

6.10 术后处理

　　术后，患者需要住院观察是否存在筋膜间室综合征。对于深静脉血栓的预防在术后当天就要着手开始。如果没有涉及软组织情况，那么被动运动可以即刻进行。避免术后并发症是成功预后的关键，软组织包裹对于严重损伤和手术后是需要考虑的。如果对创口有顾虑，那么应该在保持膝关节完全伸直的情况下进行制动。笔者倾向于采用保持全膝关

节伸展而不是屈曲 30° 的姿势，它可以避免最终可能导致膝关节屈曲功能丧失情况的发生，这种情况在膝关节屈曲后很难再恢复。通常在术后 2~3 周创口愈合，在支具的辅助下可以开始膝关节活动。由于这些损伤通常存在冠状位的不稳定，笔者倾向于用支具对损伤进行保护。

　　患者术后需保持无负重体位 12 周。待影像学证明愈合后，患者可以被准许提高他们可耐受的负重程度以及开始力量训练。大运动量的活动需要被限制，直到患者恢复力量以及肢体一般情况

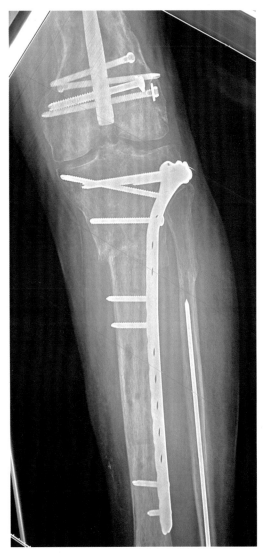

图 6.5　应用侧方锁定钢板固定干骺端骨折后造成的内翻塌陷病例

稳定后才可以进行。

6.11 并发症

预防并发症对于严重胫骨平台骨折治疗后的良好预后相当重要。尽管意识到由于软组织损伤导致的需要采用双切口双钢板治疗以及对软组织的悉心护理和分期固定的重要性，然而感染率依旧高达 8.4%~22%[9-13]。虽然采用小切口和微创技术，深部感染仍然难以解决。需要在手术室进行灌洗和清创，让创口保持开放状态，以保持对感染的控制直

至骨愈合。如果感染不是侵袭性的则不必延期去除内固定。组织缺损可能需要皮瓣移植、骨的切除直至截肢。平台骨折后骨不连的情况很少见。在进行治疗前必须要排除感染。进行的术前规划需要包含对于畸形的矫正。在一些情况下，4/5 的患者可以在 120° 的膝关节活动范围内获得骨愈合但是由此引发的关节炎却相当普遍[14]。骨折的畸形愈合相对普遍而且由于关节接触面的受力改变更可能导致关节炎。

据报道跨膝关节外固定运用 6 周后可以获得满意的术后关节活动结果，但是膝关节僵硬还是时常被论及，尽管没有想象中的那么高的发生率[15]。Egol 报道在运用分阶段方案后膝关节的运动范围在 1°~106°[12]。Rademaker 做了 1 年的随访后，报道平均活动度可以达到 130°（活动度 10°~145°）[16]。

考虑到近端骨的皮下性质和胫骨平台三角形的形状，设计厚锁定钢板、尽可能缩小手术切口以及采用可靠的固定器材是需要的。移除内固定时也会导致意料之外的事件如螺纹绞索、螺钉头剥脱。这些事件的严重性和发生率未知，但特别是在决定使用厚钢板和采用双切口时需要注意。

6.12 结果

在半月板的保护下，近端平台关节面可以在一定程度上抵制创伤后关节炎的发生。然而，手术目的在于维持关节面的连续性和轴线。对于哪一项更为重要还存在争论。由于使用不同的膝关节评分标准和报道的研究结果的阶段不同，其实验结果变异性很大因而难以比较。

在一项研究中，相比内侧髁骨折，双髁骨折伴有内侧倾斜有着更差的预后，内翻足排列不稳相比外翻足更不易接受[17]。笔者认为半月板切除术和排列紊乱与关节炎有关，而与关节面塌陷无关。Rademaker 在进行平均为期 14 年的随访后指出，他诊治的 31% 进展期关节炎患者可以发展为关节炎，但其中 64% 的患者可以忍受症状。相比那些解剖学上轴线排列正常的患者，关节错位超过 5° 的患者更易发展为关节炎。

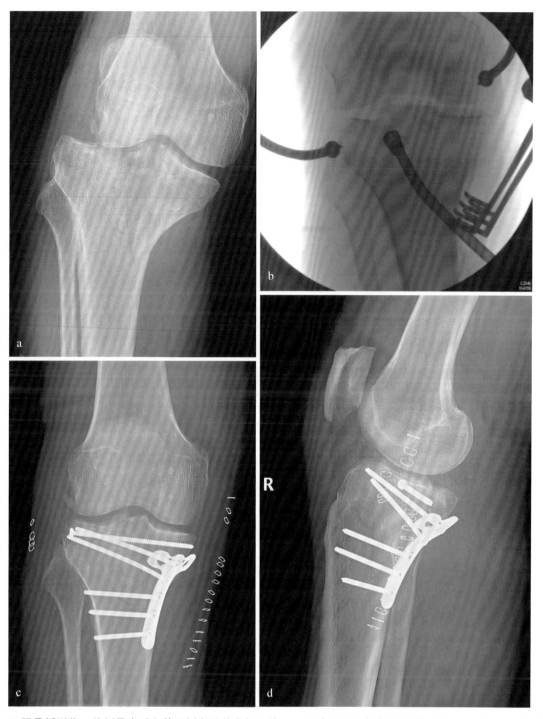

图 6.6 a. 双髁骨折脱位，外侧骨皮质完整而侧方关节中部压缩。b. 通过应用经皮放置钳夹复位脱位，通过中间骨折线抬高侧方关节面。c、d. 应用中后部钢板固定中部，应用中部和侧方排钉固定侧方关节

参·考·文·献

[1] Stark E, Stucken C, Trainer G, Tornetta P (2009)Compartment syndrome in Schatzker type Ⅵ plateau fractures and medial condylar fracture-dislocations treated with temporary external fixation. J OrthopTrauma 23(7): 502–506.

[2] Schatzker J, McBroom R, Bruce D (1979) The tibial plateau fracture. The Toronto experience 1968–1975.Clin Orthop Rel Res (138): 94–104.

[3] Bhattacharyya T, McCarty L, Harris M (2005) The posterior shearing tibial plateau fracture: treatment and results via a posterior approach. J Orthop Trauma 19(5): 305–310.

[4] Weiss N, Parvizi J, Trousdale R, Bryce R, Lewallen D(2003) Total knee arthroplasty in patients with a prior fracture of the tibial plateau. J Bone Joint Surg Am 85(2): 218–221.

[5] Marsh J, Buckwalter J, Gelberman R, Dirschl D, Olson S, Brown T et al (2002) Articular fractures: does an anatomic reduction really change the result?J Bone Joint Surg Am 84(7): 1259–1271.

[6] Rasmussen P (1973) Tibial condylar fractures.Impairment of knee joint stability as an indication for surgical treatment. J Bone Joint Surg Am 55(7): 1331–1350.

[7] Young M, Barrack R (1994) Complications of internal fixation of tibial plateau fractures. Orthop Rev 23(2): 149–154.

[8] Sibai T, Ricci W, Tornetta P (2015) Tibial plateau fracture subluxation: an effective intraoperative technique for the reduction of knee joint subluxation and associated medial tibial condyle fragments. TechOrthop. epub.

[9] Barei D, Nork S, Mills W, Henley M, Benirschke S(2004) Complications associated with internal fixation of high-energy bicondylar tibial plateau fractures utilizing a two-incision technique. J Orthop Trauma18(10): 649–657.

[10] Canadian Orthopaedic Trauma Society (2006) Open reduction and internal fixation compared with circular fixator application for bicondylar tibial plateau fractures. Results of a multicenter, prospective, randomized clinical trial. J Bone Joint Surg Am 88(12): 2613–2623.

[11] Shah S, Karunakar M (2007) Early wound complications after operative treatment of high energy tibial plateau fractures through two incisions. Bull NYU Hosp Jt Dis 65(2): 115–119.

[12] Egol K, Tejwani N, Capla E, Wolinsky P, Koval K(2005) Staged management of high-energy proximal tibia fractures (OTA types 41): the results of a prospective, standardized protocol. J Orthop Trauma19(7): 448–455.

[13] Phisikul P, McKinley T, Nepola J, Marsh J (2007) Complications of locking plate fixation in complex proximal tibia injuries. J Orthop Trauma 21(2): 83–91.

[14] Toro-Arbelaez J, Gardner M, Shindle M, Cabas J, Lorich D, Helfet D (2007) Open reduction and internal fixation of intraarticular tibial plateau nonunions.Injury 38(3): 378–383.

[15] Marsh J, Smith S, Do T (1995) External fixation and limited internal fixation for complex fractures of thetibial plateau. J Bone Joint Surg Am 77(5): 661–673.

[16] Rademakers M, Kerkhoffs G, Sierevelt I, Raaymakers E, Marti R (2007) Operative treatment of 109 tibial plateau fractures: five- to 27-year follow-up results.J Orthop Trauma 21(1): 5–10.

[17] Honkonen S, Jarvinen M (1992) Classification of fractures of the tibial condyles. J Bone Joint Surg Br74(6): 840–847.

7

胫骨平台骨折后的早期全膝关节置换

Jodi Siegel and Paul Tornetta III

毕春　译

摘要

■ 约 50% 的胫骨平台骨折发生在 50 岁以上人群中。其中，8%~24% 发生在 60 岁以上老年人中。相对年轻人而言，胫骨平台骨折的标准治疗是切开复位内固定。然而，对老年人而言，由于骨量及软组织条件差，以及长期制动相关并发症，切开复位内固定在老年患者中通常有较高的并发症。由于这些原因，有学者建议对伴有膝关节骨关节炎的老年胫骨平台骨折患者，可行全膝关节置换术。但应该清楚对此类患者行全膝关节置换的临床效果较之于常规膝关节置换术要差，而且这类胫骨平台骨折患者行全膝关节置换术后的并发症发生率与全膝关节置换术后翻修病例的并发症发生率相当。由于这些原因，胫骨近端骨折行早期全膝关节置换仅限于老年人合并有膝关节炎患者。

■ 对老年胫骨平台骨折患者行全膝关节置换的病例报道是非常少的，并且也缺乏长期的随访研究。尽管如此，作者认为这种方法对此类患者仍不失为一个正确的选择。本章系统回顾了此类手术的适应证、手术技术及临床疗效。

关键词

■ 膝关节；胫骨平台；骨折；创伤后；关节炎；关节置换预后；老年人

7.1 简介

成人胫骨平台骨折的年发生率约为 13/10 万人，约 50% 的胫骨平台骨折发生在 50 岁以上成人中，其中，有 8%~24% 发生在 60 岁以上老年人中 [6]。对年轻人而言，胫骨平台骨折的标准治疗是切开复位内固定 [10]，对老年患者而言，有学者指出行切开复位内固定有较高的复位丢失率 [8]，而且切开复位内固定对软组织的剥离增加了伤口愈合的风险 [20]。也有报道了在老年患者中高达 79% 内固定失败率 [1]。因而，在老年胫骨平台骨折患者中使用切开复位内固定手术是有较高风险的 [4]。

文献报道中关于胫骨平台骨折切开复位内固定主要的并发症是力线丢失，创伤后关节炎需要二期行全膝关节置换，既往有胫骨平台骨折的患者常有畸形愈合或不愈合、膝关节僵硬、制动后的相关并发症，因为韧带的不平衡，伸肌结构的瘢痕生长，髌骨轨迹异常，以及下肢力线畸形，二期行全膝关节置换是有难度的，很多学者报道了胫骨平台骨折患者行二期全膝关节置换较之于初次膝关节置换患者有更高的手术并发症及再手术率 [26,27]。这其中很大一部分原因是因为老年患者内固定后的制动带来的高并发症发生率，使得这些作者建议在老年人群中行一期全膝关节置换术 [3,4,9,11,12,14,24]。

7.2 适应证

全膝关节置换可用于合并有膝关节炎的胫骨平台骨折老年患者。相对于内固定而言，主要优势在于可早期活动膝关节。然而，膝关节置换仍有一定比率的假体失败发生率，如假体松动及假体周围骨折。因而，此种治疗方法最好限于活动量不大的老年患者[16]。相对禁忌证包括胫骨结节撕脱骨折，因为胫骨结节不愈合的处理非常困难[4,19]。

总之，对胫骨平台骨折患者行膝关节置换术最好选择活动量低的老年患者，已有膝关节炎，对术后的负重制动依从性差，严重粉碎性的 C 型关节内骨折以及那些无法接受二次手术的患者[3]（表 7.1）。

表 7.1 胫骨平台骨折患者全膝关节置换的适应证和相对禁忌证

适应证	相对禁忌证
老年患者	年轻患者
已有膝关节骨关节炎	胫骨结节撕脱骨折
粉碎性的 C 型关节内骨折	关节外骨折
不适合制动及二期手术的患者	

7.3 影像学检查和术前准备

正确的术前规划是必要的，在创伤患者中，因为无法获得负重位 X 线片以评价下肢力线，术前计划可能没有择期全膝关节置换手术精准。然而，必须完成患者平卧位的膝关节正、侧位 X 线片以利于评价股骨截骨量、后方骨赘、髌骨高度及髌骨轨迹。CT 扫描对于明确骨折形态以及确定骨量丢失是非常有帮助的[5]，它对于规划手术步骤是非常必要的。图 7.1 显示了一个 80 岁老年女性胫骨平台骨折患者术前的 X 线片及 CT 扫描结果。

临床检查是基础，首先，应评价软组织条件，如果软组织条件不好，是不允许进行全膝关节置换术的。其次应该评估韧带的稳定性，根据骨折的具体形态，决定制动的程度，这需要在术前就做出规划[3]。

7.4 内植物的选择

对于平台骨折行全膝关节置换患者，外科医生面临的首要问题就是使用的限制等级。原则是应用最小级别的限制但要达到膝关节的稳定，减少松动的风险。在膝关节翻修病例中的应用原则可应用于胫骨平台骨折[3,4]。

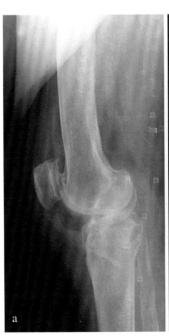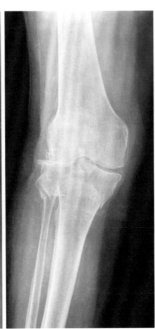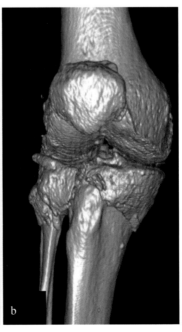

图 7.1 一例胫骨平台骨折的 80 岁老年女性右膝关节 X 线片（a）和 CT 平扫（b）

7.5 手术技术

胫骨平台骨折患者行全膝关节置换的手术技术要求和择期膝关节置换患者之间有些细微差别。然而，与择期膝关节置换患者中应用的一些基本原则是一样的，如软组织平衡原则，使用加长柄假体及在膝关节翻修病例中的应用原则也是同样适用的。

术者需要精确的计划手术切口，以允许任何可能附加的内固定。与择期膝关节置换术一样，膝关节正中切口是一个最好的选择 [3,4,11]。从内侧髌旁入路切开关节囊，暴露膝关节，需要注意保护髌韧带以免撕裂，暴露关节后，需评估骨折情况，手术可以采用 VINCE 做膝关节翻修术的"三步"技术 [25]：①首先修复胫骨平台；②然后将膝关节稳定在屈曲位，评价股骨旋转及关节力线负重；③稳定膝关节在伸直位，旋转关节，评价股骨及胫骨侧的假体旋转。骨折患者行全膝关节置换相对择期膝关节置换术而言难度更大，尤其对于伴有大量骨缺损的患者。对骨折的临时复位固定可以借助于克氏针固定以恢复正常的解剖标志，以利于评估假体旋转，关

节力线和假体高度。其他解剖标志，如腓骨头和髌骨下极，也可以被利用，就像膝关节翻修术中一样 [14,25]。一旦解剖关系恢复，就可以进行胫骨截骨了，注意要尽可能多地保留骨量。在截骨过程中，可以临时固定稳定骨折。也有学者建议用髓内钉来恢复股骨和胫骨力线，以简化带柄膝关节假体的置入 [3,4]。

在准备胫骨平台时，术者必须处理平台骨量的丢失及使用带柄假体。很多学者建议在胫骨侧使用非骨水泥的假体柄，在骨缺损患者中使用干骺端固定。当骨折线累及干骺端或延长到胫骨骨干部分时，有学者建议使用通过骨折端的加长柄假体以获得一种类似髓内钉固定的效果 [9]。然而，文献中比较一致的意见是使用加长柄假体治疗骨折线累及胫骨干的关节内 C 型粉碎性骨折，选择高限制性假体。对于简单的劈裂压缩骨折可以使用标准的膝关节假体 [24]。图 7.2 显示了一位 80 岁老年女性胫骨平台骨折患者使用带柄的旋转铰链式膝关节假体，术后的正侧位膝关节 X 线片。

用全膝关节置换治疗胫骨平台骨折，骨缺损的处理是一个难点，膝关节置换的治疗原则是适用的。首先应对骨缺损进行分型，可根据 AORI

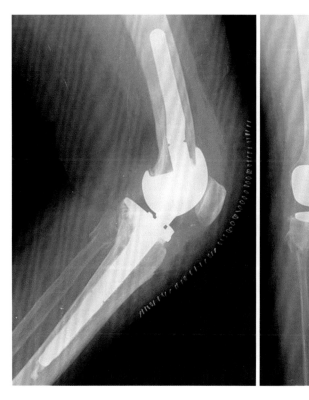

图 7.2 术后正、侧位膝关节 X 线片

分型方法进行分型[7]，这套分型系统中，股骨和胫骨是分开进行评估的。Ⅰ型缺损不影响干骺端也不影响膝关节稳定性。Ⅱ型缺损干骺端受累合并一侧股骨髁损伤。Ⅲ型干骺端完全累及合并双髁损伤。骨缺损的处理可以有不同的方法：包括骨水泥填充、骨水泥和螺钉混合固定、金属模块假体填充、自体或异体骨、袖套状假体、锥形假体，以及定制假体。在Ⅰ型骨缺损中，有学者建议用骨水泥填充（缺损宽度及深度 < 5 mm）[17,23]。中度缺损 >5 mm 但 <10 mm，可用螺钉骨水泥固定，5.0 mm 或 6.5 mm 螺钉相隔 5~10 mm 放置。有学者建议当骨水泥厚度 >5 mm 时使用骨移植[17,21]。在Ⅱ型骨缺损中，骨水泥是不能有效地恢复胫骨平台的，对缺损 >10 mm 或缺损 <50% 胫骨平台的病例建议使用打压植骨移植[22]。对累计超过 50% 的平台缺损，可选择金属填充物，但处理的骨缺损高度不能超过 20 mm，因为存在松动的风险[15]。在Ⅲ型缺损中，在股骨缺损 <15 mm，胫骨缺损 >20~45 mm 时，结构性的异体植骨是可行的[2]。填充这些缺损，也可以使用钽金属棒或金属表面假体[9]。

手术第二步是恢复膝关节屈曲平衡，选择合适尺寸的假体，重建正确的关节线高度。对膝关节翻修的原则同样适用这一步，为了不减小假体尺寸，骨量丢失不应该被考虑[25]。有作者建议在合并同侧髋关节置换患者中尽量避免使用带柄的股骨假体以防增加假体周围骨折风险[24]。为了评估股骨假体旋转及纠正关节线高度，可以借助于不同的解剖标志，如经髁上的轴线及股骨髁。一旦假体大小及旋转确定后，就能建立良好的关节力线。

第三步是恢复关节伸直稳定。术者应避免增加聚乙烯厚度来增加伸直稳定性，因为存在关节力线改变的风险。伸直稳定应该通过选择合适的股骨远端假体来达到。全膝关节翻修的三步原则同样适用[25]。Bohm 等建议必须固定骨折块并通过髓内柄提供保护以允许早期负重。并且，他们提出了一套依托于 Schatzker 骨折分型的用全膝关节置换治疗胫骨平台骨折的方法。在 Schatzker Ⅲ型骨折中，外侧平台压缩骨折，如果骨缺损小于 1 cm，可使用骨水泥填充，如果缺损较大，可采用骨松质充填。在这些病例中，如果周围骨质条件较好的话，可以使用无柄的膝关节表面假

体。如果合并大量的骨缺损，加长的带柄假体可用来恢复对干骺端的支撑并提供稳定的固定，对 Schatzker Ⅰ、Ⅱ和Ⅳ型骨折，如果骨折块较大的话，作者建议用髓内钉固定或内固定辅助固定。对 Schatzker Ⅴ和Ⅵ型平台骨折，因为包含双髁损伤，合并或不合并干骺端损伤，是最需要处理的，作者建议使用带柄的假体联合钢板固定[4]。在文献报道中，在择期膝关节置换患者中很少有关于是否常规行髌骨置换的争论，然而，在骨折患者中行髌骨置换似乎是一个合理的选择，因为可以减少二次手术的风险[4]。

7.6 结果

关于胫骨平台骨折患者行全膝关节置换术的相关文献报道较少，尽管全髋关节置换治疗股骨近端骨折被广泛接受，膝关节置换并不被广泛接受[24]。Nau 等首先报道了 6 例行全膝关节置换的胫骨平台骨折病例，其中 5 例使用了铰链式膝关节假体，随访结果显示了中等的功能恢复结果，平均的屈曲度为 70°~110°[12]。Nourissat 等报道了 4 例，其中 3 例结果优良。Vermiere 等报道了 12 例病例，随访结果优良[24]。他们均认为全膝关节置换术对老年合并骨关节炎的胫骨平台骨折患者是一个合理的选择[13]。Paratte 等评估了来源于欧洲不同的临床中心的 26 例病例，其中 10 例是股骨远端骨折，16 例是胫骨近端骨折，结果全身及局部并发症发生率分别为 23% 和 15% 左右。他们也认为全膝关节置换对老年人复杂的股骨远端或胫骨近端骨折是合理的选择，但是并发症的发生率较择期关节置换要高，但是和创伤后膝关节炎的发生率是相当的[14]。

与全髋置换治疗股骨近端骨折一样，也有学者认为全膝关节置换对股骨远端或胫骨近端骨折也是一个很好的选择[3,11]。Kini 等报道了 9 例病例（6 例外侧胫骨平台骨折，3 例骨干骨折）利用一期导航膝关节置换，在胫骨平台骨折患者中应用后侧稳定膝关节假体，而对胫骨干骨折患者则应用加长柄的膝关节假体，在此研究中，5 例患者取得了优良的临床结果[9]。表 7.2 显示了这组治疗结果。

表 7.2 胫骨平台骨折行全膝关节置换的临床结果

作者	病例数	平均年龄（范围）	内植物	平均随访时间	结果
Nau 等 [12]	6 例膝关节	79 岁（70~90 岁）	5 个铰链式膝关节假体，1 个非限制膝关节假体	24.4 个月	无松动，2 例无痛，4 例中度疼痛。5 例膝关节活动范围 70°~110°，所有患者都适用手杖或步行辅助器
Nourissat 等 [13]	4 例膝关节	75 岁以上	限制型，长柄，骨水泥胫骨假体（当骨骺损伤时）。	2~7 年	3 例结果优良，所有骨折愈合。
Vermeire 等 [24]	12 例膝关节	73 岁（53~81 岁）	11 例骨水泥后稳定型，1 例限制型全膝关节（带柄胫骨假体经过骨折线区域）。骨丢失：2 例，骨水泥柄；打压植骨 5 例，增强 2 例，7 例附加内固定	31 个月	9 例力线正常，1 例外翻。平均膝关节屈曲 115.9°（95°~130°），膝关节评分中位数为 78 分（50~100 分）平均功能评分 58 分（90~100 分）。7 例优良，无松动，无翻修病例
Parratte 等 [14]	26 例膝关节（16 个胫骨近端，10 个股骨远端）	80.5 岁（70~98 岁）	21 例后稳定（9 例标准内固定，12 例翻修髓内固定）5 例铰链式假体	16.2 个月	23% 有即可的全身并发症，15% 有局部的关节置换相关并发症。平均 IKS 膝关节评分 82 分，功能评分 54 分
Malviya 等 [11]	25 例膝关节（15 个胫骨近端，10 个股骨远端）	80 岁（67~92 岁）	取决于骨折类型和术者经验	38.8 个月	90% 患者疗效满意。平均 KSS 评分 90.2 分，膝关节功能评分 35.5 分，牛津膝关节评分 39.5 分，SF-36 评分 37.3 分，精神评分 50.6 分
Kini 等 [9]	9 例膝关节（6 个外侧平台骨折，3 个干骺端骨折）	无数据	5 例后稳定假体，6 例骨缺损填充骨水泥，2 例钽金属棒，在骨干骨折中所有均为胫骨柄加长型	26 个月	平均膝关节活动度 114°（95°~125°）。平均 KSS 评分 84 分。5 例优，3 例良，1 例一般
Benazzo 等 [3]	6 例膝关节	62 岁（47~76 岁）	后稳定和髁限制型假体	12 个月	平均 KSS 评分 84 分（50~100 分）。5 例良或优

7.7 结论

切开复位内固定是治疗胫骨近端骨折的金标准。然而，切开复位内固定对于老年骨质疏松及膝关节不稳患者是一个挑战。鉴于髋关节置换治疗股骨近端骨折患者取得的良好临床效果，有学者建议全膝关节置换治疗膝关节周围骨折，尤其是胫骨近端骨折。这项治疗方案在老年患者伴有严重的 C 型关节内胫骨近端骨折中是适用的，因为这类患者切开复位内固定通常也伴有较高的并发症发生率。

关于全膝关节置换治疗胫骨平台骨折的相关文献报道较少，仅有少量的文献报道以及短期的随访报道。但大多数学者仍认为在选择良好手术适应证的基础上，此项技术仍是一种安全的治疗，并能取得良好的临床效果，远期效果与创伤后关节炎置换疗效相类似，但总体临床疗效要差于择期全膝关节置换。

总之，全膝关节置换治疗胫骨平台骨折应限于用于老年患者已合并有膝关节炎患者，术者应该了解此种手术有较高的并发症发生率，其发生率和膝关节翻修发生率相类似。

参·考·文·献

[1] Ali AM, El-Shafie M, Willett KM (2002) Failure of fixation of tibial plateau fractures. J Orthop Trauma 16(5):323–329.

[2] Backstein D, Safir O, Gross A (2006) Management of bone loss: structural grafts in revision total knee arthroplasty. Clin Orthop Relat Res 446:104–112. doi: 10.1097/01. blo.0000214426.52206.2c.

[3] Benazzo F, Rossi SM, Ghiara M, Zanardi A, Perticarini L, Combi A (2014) Total knee replacement in acute and chronic traumatic events. Injury 45(Suppl 6):S98–S104. doi: 10.1016/ j.injury.2014.10.031.

[4] Bohm ER, Tufescu TV, Marsh JP (2012) The operative management of osteoporotic fractures of the knee: to fix or replace? J Bone Joint Surg 94(9):1160–1169. doi: 10.1302/0301-620X.94B9.28130.

[5] Brunner A, Horisberger M, Ulmar B, Hoffmann A, Babst R (2010) Classifi cation systems for tibial plateau fractures; does computed tomography scanning improve their reliability? Injury 41(2):173–178. doi: 10.1016/j.injury.2009.08.016.

[6] Court-Brown CM, Bugler KE, Clement ND, Duckworth AD, McQueen MM (2012) The epidemiology of open fractures in adults. A 15-year review. Injury 43(6):891– 897. doi: 10.1016/ j.injury.2011.12.007.

[7] Engh GA, Ammeen DJ (1999) Bone loss with revision total knee arthroplasty: defect classification and alternatives for reconstruction. Instr Course Lect 48:167–175.

[8] Honkonen SE (1994) Indications for surgical treatment of tibial condyle fractures. Clin Orthop Relat Res 302:199–205.

[9] Kini SG, Sathappan SS (2013) Role of navigated total knee arthroplasty for acute tibial fractures in the elderly. Arch Orthop Trauma Surg 133(8):1149–1154. doi: 10.1007/s00402-013-1792-8.

[10] Krupp RJ, Malkani AL, Roberts CS, Seligson D, Crawford CH, 3rd, Smith L (2009) Treatment of bicondylar tibia plateau fractures using locked plating versus external fixation. Orthopedics 32(8):559. doi: 10.3928/01477447-20090624-11.

[11] Malviya A, Reed MR, Partington PF (2011) Acute primary total knee arthroplasty for peri-articular knee fractures in patients over 65 years of age. Injury 42(11):1368–1371. doi: 10.1016/ j.injury.2011.06.198.

[12] Nau T, Pfl egerl E, Erhart J, Vecsei V (2003) Primary total knee arthroplasty for periarticular fractures. J Arthroplasty 18(8):968–971.

[13] Nourissat G, Hoffman E, Hemon C, Rillardon L, Guigui P, Sautet A (2006) Total knee arthroplasty for recent severe fracture of the proximal tibial epiphysis in the elderly subject. Rev Chir Orthop Reparatrice Appar Mot 92(3):242–247.

[14] Parratte S, Bonnevialle P, Pietu G, Saragaglia D, Cherrier B, Lafosse JM (2011) Primary total knee arthroplasty in the management of epiphyseal fracture around the knee. Orthop Traumatol Surg Res: OTSR 97(6 Suppl):S87–S94. doi: 10.1016/ j.otsr.2011.06.008.

[15] Patel JV, Masonis JL, Guerin J, Bourne RB, Rorabeck CH (2004) The fate of augments to treat type-2 bone defects in revision knee arthroplasty. J Bone Joint Surg 86(2):195–199.

[16] Ries MD (2012) Primary arthroplasty for management of osteoporotic fractures about the knee. Curr Osteoporos Rep 10(4):322–327. doi: 10.1007/s11914-012-0122-3.

[17] Ritter MA, Keating EM, Faris PM (1993) Screw and cement fixation of large defects in total knee arthroplasty. A sequel. J Arthroplasty 8(1):63–65.

[18] Robbins GM, Masri BA, Garbuz DS, Duncan CP (2001) Preoperative planning to prevent instability in total knee arthroplasty. Orthop Clin North Am 32(4):611–626, viii.

[19] Saleh KJ, Sherman P, Katkin P, Windsor R, Haas S, Laskin R, Sculco T (2001) Total knee arthroplasty after open reduction and internal fixation of fractures of the tibial plateau: a minimum five-year follow-up study. J Bone Joint Surg Am 83-A(8):1144–1148.

[20] Scharf S, Christophidis N (1994) Fractures of the tibial plateau in the elderly as a cause of immobility. Aust N Z J Med 24(6):725–726.

[21] Scott RD (1995) Bone loss: prosthetic and augmentation method. Orthopedics 18(9):923–926.

[22] Suarez-Suarez MA, Murcia A, Maestro A (2002) Filling of segmental bone defects in revision knee arthroplasty using morsellized bone grafts contained within a metal mesh. Acta Orthop Belg 68(2):163–167.

[23] Toms AD, Barker RL, McClelland D, Chua L, Spencer-Jones R, Kuiper JH (2009) Repair of defects and containment in revision total knee replacement: a comparative biome-chanical analysis. J Bone Joint Surg 91(2):271–277. doi: 10.1302/0301-620X.91B2.21415.

[24] Vermeire J, Scheerlinck T (2010) Early primary total knee replacement for complex proximal tibia fractures in elderly and osteoarthritic patients. Acta Orthop Belg 76(6):785–793.

[25] Vince KG Oakes DA (2006) Three-step technique for revision total knee arthroplasty. In: Knee arthroplasty handbook. Springer, New York, pp 104–115.

[26] Weiss NG, Parvizi J, Hanssen AD, Trousdale RT, Lewallen DG (2003) Total knee arthroplasty in posttraumatic arthrosis of the knee. J Arthroplasty 18(3 Suppl 1):23–26. doi: 10.1054/ arth.2003.50068.

[27] Weiss NG, Parvizi J, Trousdale RT, Bryce RD, Lewallen DG (2003) Total knee arthroplasty in patients with a prior fracture of the tibial plateau. J Bone Joint Surg Am 85-A(2):218–221.

8

浮膝

Qiugen Wang, Lei Cao, Jianhong Wu, Jian Lin, and Xiaoxi Ji

曹雷　吴剑宏　林健　译

8.1 流行病学

浮膝是由于股骨干或干骺端与同侧胫骨骨折所导致的膝关节连枷骨折[1]（图8.1、图8.2）。

尽管浮膝的确切发病率并没有准确的统计数据，但可以确定的是，这是一种相对少见的损伤。高能量创伤是引起这种复杂损伤最主要的原因，发展中国家由于国民汽车、摩托车等交通工具的保有量不断增加，因而浮膝的发病率似乎也更高。年轻的成年男性，特别是20~30岁者，是此病的高发人群[2]。

高能量创伤不仅导致广泛的骨组织破碎和移位，同时也引起严重的血管神经和软组织损伤。来自外侧或前后方向的暴力冲击容易引起膝关节韧带复合体的破坏。尤其需要注意的是，如浮膝伴发的头、胸、腹等危及生命的严重创伤，则这类致命性创伤需要优先于骨折的治疗。

受伤时骨块往往发生牵引或压缩，因而由此带来的血管损伤也比较常见。据统计，高达30%的浮膝患者并发动脉破损，主要受累的血管为腘动脉及胫后动脉。神经功能障碍的发生率约为10%，最常受累的是易受牵拉影响的腓神经[3,4]。

开放性骨折的发生率相当高，当发生一处或两处骨折时，开放性骨折发生率可高达50%~70%。

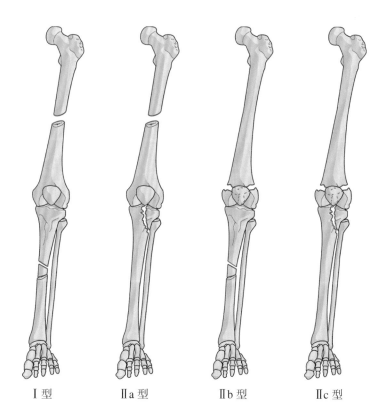

图8.1　Fraser 分型　　　Ⅰ 型　　　　　Ⅱa 型　　　　　Ⅱb 型　　　　　Ⅱc 型

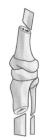

A 型：闭合型骨干骨折

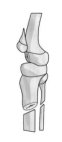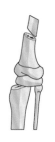

C 型：闭合型骨干 / 骨骺部骨折

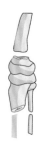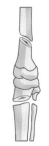

B 型：闭合型骨干 / 干骺端骨折

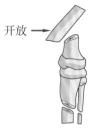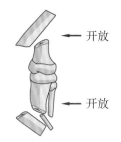

开放   开放

开放

D 型：单处开放性骨折   E 型：两处 / 多处开放性骨折

图 8.2   Letts-Vincent 分型

最常见的骨折类型是股骨闭合性骨折合并胫骨开放性骨折。由于胫骨内侧位于皮下，因此很容易形成开放性骨折。

浮膝患者中并发膝关节韧带损伤的占 30%~40%[5,6]。体格检查时，由于关节肿胀及剧烈疼痛，因而使韧带损伤的诊断变得十分困难。骨折类型与韧带损伤的关系目前尚不清楚。合并伤常包括头部、胸部、腹部及骨盆的损伤，另外还包括对侧肢体的长骨骨折。有研究报道，这类合并伤的发生率高达 89%[7]，预示着此类创伤机制具有很高的能量。

8.2 创伤机制

高能量的交通事故是最常见的创伤机制（据报道高达 97%），其次为高处坠落伤[8]，火器伤和机器伤相对少见。

对于交通事故创伤来说，自行车 / 摩托车 / 汽车驾驶者的膝关节往往受到强大的直接暴力的冲击，膝关节在强大外力作用下失去了与股骨和胫骨的连续性，孤立的关节呈不稳定的"漂浮状"，暴力冲击同时可能伤害髋关节、髋臼或踝关节。由于损伤暴力具有较高的能量，因此，这类创伤往往合并多脏器损伤或其他骨折，这使得损伤更加复杂并且难以处理。

儿童发生浮膝并不常见，受伤的主要原因是骑自行车与汽车相撞。推测事故发生时，胫骨及腓骨首先被汽车保险杠撞击骨折，股骨被汽车前部撞击骨折，而头部、胸部、腹部损伤则常是由于翻滚到车前与汽车正面相撞或倒地时撞击地面所致。肢体软组织损伤则往往是由于车轮碾压[9]。

由火器造成的浮膝损伤较罕见且往往有其规律性的特征：①骨折损伤严重且复杂，子弹和大量碎片携带着高能量从不同方向和角度冲击肢体的同一部位，导致严重的开放性粉碎性骨折和多节段严重移位骨折；②软组织损伤严重且易被污染；③多并发失血性休克、开放性骨折、严重软组织损伤和导致休克的其他常见相关损伤。

8.3 临床检查

浮膝的病因通常是高能量创伤，并可能伴有威胁生命的其他合并伤。骨折类型通常比较复杂，常伴发严重软组织损伤。患肢常肿胀、变形。初次就诊时，若病情危重可能需要施行心肺复苏，给予患肢制动，待病情稳定后须进行从头到脚的二次检查以排除合并的其他部位骨折或损伤。除了关注局部骨与软组织损伤，还应密切监测患者的全身状况，触诊周围动脉搏动或者多普勒超声探查血管损伤是进行患肢血管评估的最重要方法。

8.4 影像学检查及术前准备

8.4.1 影像学检查

首诊时即有必要进行患肢全长的 X 线检查。对照对侧正常肢体的影像学检查结果，有助于判断骨折类型并制定进一步手术计划。对于严重粉碎性骨折，CT 检查有利于了解骨折的细节并明确骨折的损伤程度。据统计，高达 53% 浮膝患者并发患侧膝关节韧带损伤 [3,5]。膝关节韧带及半月板损伤在急诊 X 线片检查中是无法被发现的，因而常常被漏诊，待患者全身情况稳定后，建议行膝关节 MRI 检查。

除此之外，胸部、骨盆、患肢所有关节及其他可疑骨折部位的影像学检查也是必要的。

如果怀疑血管损伤，需进行行患肢超声检查或血管造影检查。腹部损伤的评估应包含临床评估和超声检查评估。如果怀疑合并腹腔内脏器损伤或颅内损伤，需要紧急行 CT 扫描。

8.4.2 术前准备

挽救患者生命是第一位的，应在稳定患者全身情况、处理危及生命的损伤、预防休克及脂肪栓塞综合征发生的前提下对浮膝损伤进行相应的治疗。当患者全身情况稳定后，骨折的治疗便被提上日程：①对于开放性骨折，初步的清创、破伤风抗毒素及抗生素的应用都是必需的。②手术时机的选择取决于众多因素：患者的全身情况、合并损伤的严重程度、局部软组织损伤情况、手术团队的经验及技术水平、医院的硬件条件等都是非常重要的需要综合考虑的因素。对于老年患者来说，由于其机体储备能力下降并且伤前可能已经存在系统性疾病，因而导致其较年轻患者有更高的并发症发生率及死亡率。其治疗原则是处理患者的其他系统性疾病（循环、呼吸、泌尿系统等），待患者全身情况合适后再进行手术治疗 [10,11]。③与其他关节内骨折一样，没有证据显示浮膝损伤需要行急诊手术内固定，但建议行临时的外固定支架固定稳定骨折直至患者全身及局部情况稳定。④血管修复和骨折固定的时机还存有争议。McHenry 等 [12] 发现，当修复血管后再行骨折固定并没有出现医源性的血管损伤，一般认为，对于不稳定性骨折，骨折固定应优先于血管

修复，而对于稳定性骨折，应先修复血管再行骨折固定，以避免患肢长时间的缺血导致继发性损伤。⑤如果并发严重腹部损伤，则在固定骨折之前优先治疗这些危及生命的损伤。

8.5 分型

8.5.1 Blake-Mcbryde 分型

"真"型或Ⅰ型：单纯股骨和胫骨骨干骨折；

"变异"型或Ⅱ型：骨折累及膝关节、髋关节或踝关节 [1]。

8.5.2 Fraser 分型

最为常用的分型，根据膝关节受累程度分型。

Ⅰ型：股骨和胫骨的关节外骨折；

Ⅱ型：分为 3 个亚型：

Ⅱa：股骨干和胫骨平台骨折；

Ⅱb：股骨干骺端和胫骨干骨折；

Ⅱc：股骨干骺端和胫骨平台骨折 [13]。

8.5.3 Bohn-Durbin 分型

Ⅰ型：双骨干骨折类型；

Ⅱ型：近关节骨折类型；

Ⅲ型：骨骺骨折类型。

8.5.4 Letts-Vincent 分型

闭合性骨折：

A 型：两处骨干骨折；

B 型：一处干骺端骨折，一处骨干骨折；

C 型：一处骨骺骨折，一处骨干骨折。

开放性骨折：

D 型：仅一处开放；

E 型：两处均开放 [9]。

8.6 适应证

8.6.1 保守治疗还是手术治疗

早期的研究成果更倾向于非手术治疗，但是，

大部分患者的功能恢复情况并不能令人满意，甚至发生骨不连或骨折畸形愈合等并发症[15]。非手术治疗的原因包括技术水平有限无法进行有效的内固定；开放性骨折的高发生率及其内固定可能引起的灾难性后果；并发复杂的多系统损伤时，医生首先考虑挽救患者的生命，其次考虑挽救患者的肢体。随着复苏急救技术及内固定器械的进步，开始推荐积极进行早期的内固定治疗。研究表明，骨折的早期内固定治疗可取得最佳的治疗效果[16]。早期固定对于预防多发伤患者的系统性并发症十分重要并且有利于患者的早期活动及后续护理[17]。

对每个患者都应制定个体化的手术治疗策略，手术治疗应综合考虑患者的骨折分型、软组织条件、可利用的手术器械、手术医生个人能力及患者全身情况。

8.6.2 手术时机

早期研究表明，除非发生危及生命的严重并发症或合并头部、胸部、腹部、血管神经的严重损伤，否则在伤后 24 小时以内进行内固定手术的效果并不能令人满意[18]。早期行双骨折的内固定治疗是可行的，但不一定适合所有患者。血流动力学稳定的患者可以进行内固定治疗。多发伤患者无法耐受额外的手术创伤，这部分患者应选择骨科损伤控制（DCO）的方法进行治疗，如临时外固定是一种固定整条肢体的理想选择[19, 20]。在综合考虑患者的全身情况及局部软组织状态后，有条件的患者可以在一周之内行内固定手术。

急诊骨科手术干预的绝对指征包括开放性骨折、合并血管损伤或骨筋膜间室综合征。

8.6.3 儿童患者的治疗

儿童浮膝患者的治疗方法目前还存在争议。大多数学者建议对 10 岁以上的儿童的股骨骨折应进行手术治疗[21]，仅对年龄更小的患者进行复位、石膏固定或夹板固定的非手术治疗。Letts 建议对更年幼的患者（<9 岁）至少要牢固固定一处骨折[9]。最近有研究报道，对各年龄段患者的双处骨折都应该手术治疗[22]。

8.6.4 韧带损伤的治疗

膝关节韧带的损伤很常见，然而膝关节韧带损伤难以进行早期诊断，并且仅能在骨骼固定后才能进行有效评估。对于单纯的侧副韧带不完全损伤，可以考虑非手术的治疗方法。股骨或胫骨的交叉韧带撕脱骨折应早期修复，而前、后交叉韧带（ACL 或 PCL）的重建可以推迟至骨折愈合后[5,6]。

8.7 手术技术（麻醉、患者体位、手术入路、复位和固定技术）

8.7.1 成人

浮膝手术涉及多个手术部位，通常需要较长的手术时间。鉴于全身麻醉更加安全，并且更有利于控制患者的一般情况，因此推荐采用全身麻醉。在处理胫骨骨折时，某些情况下需要使用止血带，但大多数胫骨骨折的患者往往同时合并股骨骨折，这种情况下禁忌使用止血带。患者手术体位依据手术计划而定。最常用的手术体位是患者仰卧于可透视的手术床上，并用垫子支撑于膝关节下，这种体位适合于股骨或胫骨钢板固定、股骨逆行髓内钉固定、胫骨髓内钉固定，以及外支架固定等手术方式。但是，如果选择股骨顺行髓内钉固定，则需要采用牵引体位（图 8.3）。为避免牵引力量对胫骨内固定造成影响，我们建议首先用胫骨牵引和暂时性外固定来固定住股骨。

复位是手术过程中最具挑战性的步骤之一。浮膝损伤复位目的是恢复下肢力线并恢复关节内骨块的解剖关系。为恢复股骨以及胫骨的力线，我们可以采用牵引、钳夹、半针固定、骨钩牵拉等多种闭

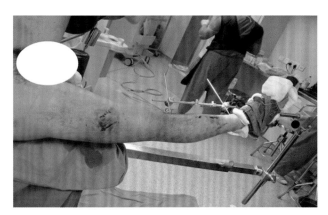

图 8.3　股骨顺行髓内钉和胫骨外固定的术中牵引

合复位的技术。直视下切开复位仍是关节内骨折解剖复位的标准方法。尚无指南对复位顺序给出明确的建议，但我们推荐先从具有明显复位标志的简单骨折处开始进行复位。应根据每个病例的特点对复位策略及固定方式做出慎重的选择。对于典型的"真性"浮膝的治疗，股骨逆行髓内钉固定加胫骨髓内钉固定是理想的固定方式，这种术式可以通过单一的膝关节切口完成两处骨折固定，从而减少手术时间（图8.4）。据Ostrum报道，采用上述技术

治疗的患者中，88%的患者的膝关节活动范围可达到良好或优良[23]。首先处理股骨干骨折，这是因为股骨稳定后患者不再需要牵引制动，并且便于屈膝以显露胫骨髓内钉的开口位置。但是，如果股骨骨折累及骨干的上1/3，此时建议使用股骨顺行髓内钉进行固定（图8.5）。如果此时胫骨采用外固定，那么股骨顺行髓内钉的手术技术与单纯股骨骨折的手术技术类似。股骨和胫骨骨折固定总手术时间应控制在3小时之内，如果某个部位骨折过于复杂无

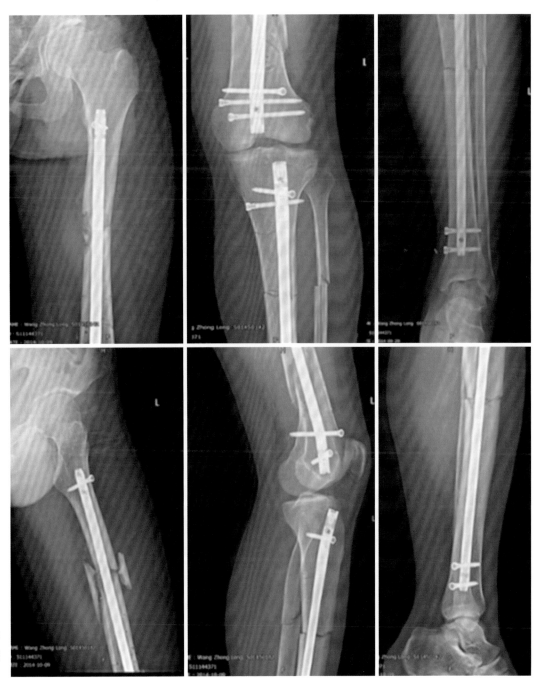

图8.4 股骨骨折逆行髓内钉和胫骨骨折髓内钉

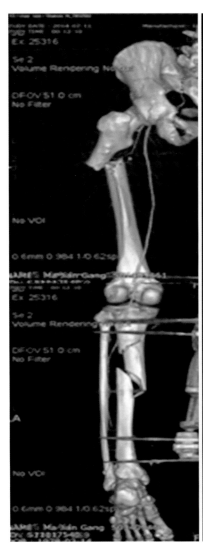
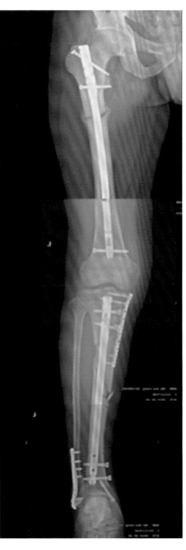

图 8.5 股骨骨折累及骨干上 1/3。股骨骨折采用股骨顺行髓内钉治疗，胫骨节段性骨折采用髓内钉结合钢板治疗

法在 3 小时内完成手术则建议行分期治疗。锁定钢板无论是否结合加压拉力螺钉都可以对干骺端骨折提供强大的稳定性，并可实现解剖复位。当骨折累及干骺端或关节面时，可对这一侧的骨折采用锁定钢板及螺钉固定，而对于干部骨折则采取髓内钉固定（图 8.6）。为了保护损伤部位的血供，采用微创入路置入锁定钢板的技术非常值得推荐。据 Hung 等报道，他们对 21 例浮膝损伤中 16 例"变异"型损伤的患者采取了锁定钢板及螺钉的固定[24]。有学者认为，当骨折累及膝关节时，不推荐使用髓内钉进行固定。钢板固定可以实现关节面的解剖复位，允许早期活动，术后功能恢复好。当然，根据骨折的特点，可以组合应用各种不同的固定技术。对于累及股骨或胫骨干骺端的节段性骨折，我们经常采用髓内钉复合辅助钢板的固定方式进行治疗（图 8.5）。

8.7.2 儿童

越来越多的学者注意到非手术与手术方法治疗儿童浮膝损伤患者的不同预后结果。他们建议年龄稍大的儿童（>9 岁），采用股骨和胫骨的牢固固定；而对于年龄稍小的儿童（<9 岁），牢固固定至少一处骨折[14,25,26]。儿童浮膝损伤的手术技术总体上与成人类似，但需注意保护生长板。可选择的手术方式包括弹性钉、钢板、骨干的外固定、骨骺或干骺端的交叉克氏针固定等。应充分考虑不同患者的骨折特点，有些患者的骨折可采用不同的固定技术进行综合应用。例如，对于一例股骨干横行骨折、胫骨近端干骺端骨折的超重儿童，我们采用加压钢板治疗股骨骨折、外侧钢板固定结合内侧外固定支架治疗胫骨骨折，以分担一部分应力（图 8.7）。

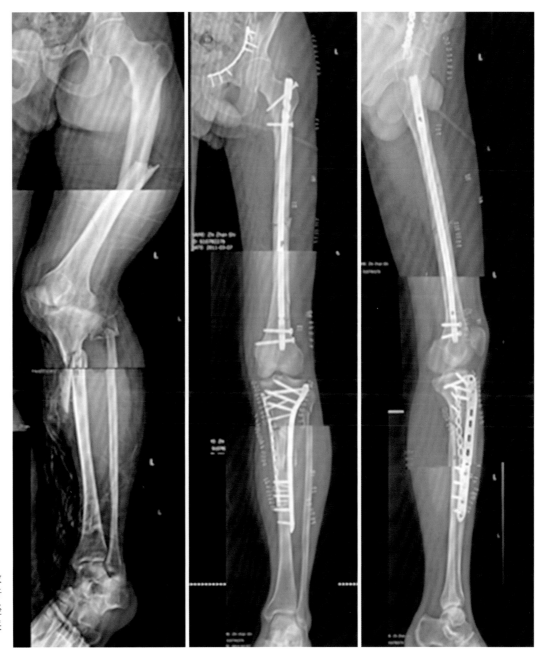

图 8.6 股骨节段性骨折采用顺行髓内钉治疗，胫骨干骺端骨折采用锁定钢板治疗

8.8 术后方案

所有患者术后都应进行抗血栓治疗。术后 1 周内应该开始物理疗法，包括关节活动度（ROM）练习或连续被动运动。如患者可以耐受，应进行股四头肌的等长练习及腘绳肌的等张练习。术后 6 周内禁忌负重，当术后 X 线片提示股骨及胫骨骨痂明显形成逐渐增加时可逐步进行负重练习。完全负重应以 X 线片上提示股骨及胫骨形成连续并稳固的骨痂为依据。

8.9 并发症

8.9.1 肺栓塞

髓内钉广泛用于治疗浮膝，但其有称为"二次打击现象"的全身性生理作用。这一生理作用可使患者的肺部并发症的发生风险增高，这点在多发伤患者中体现尤其明显 [27,28]。扩髓和髓内钉置入可释放髓腔内脂肪，增加肺栓塞风险，考虑到患者在初次创伤后呼吸系统已经十分脆弱，因此这种肺栓塞

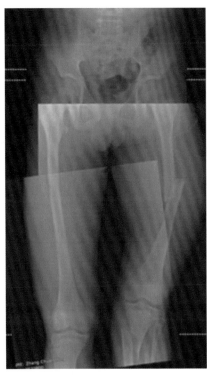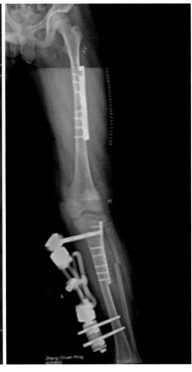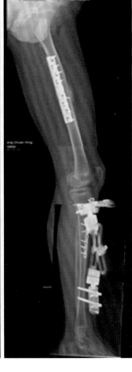

图 8.7 多种固定技术对 15 岁的超重儿童的浮膝进行联合治疗。加压钢板治疗股骨干骨折，外侧锁定钢板结合外固定治疗胫骨近端骨折

可能威胁患者的生命。

颅脑损伤被证实与肺部并发症的高风险相关。Poole 等 [29] 在一项下肢骨折合并颅脑损伤的对照研究中发现，24 小时内进行手术固定可以减少肺部并发症的发生风险（脂肪栓塞、肺炎和成人呼吸窘迫综合征）。

8.9.2 延迟愈合或骨不连

这一并发症通常由感染或内固定失败所致。延迟愈合或不愈合通常需要动力化髓内钉，或去除外固定装置及骨折功能支具。

8.9.3 截肢

这有可能与创伤过重、大片软组织损伤、急诊处理不及时等有关。

8.9.4 畸形愈合

畸形愈合可能发生于外固定治疗的开放性骨折和粉碎性骨折。为减少畸形愈合的发生，必须采用拉力螺钉精确复位粉碎骨折。同侧的股骨和胫骨骨干髓内钉增加畸形愈合、旋转不稳、轴向对线不良的风险，Braten 等 [30] 和 Sojbjerg 等 [31] 分别在 110 例和 40 例患者中各自报道了 21 例和 8 例畸形愈合的患者。为减少畸形愈合的发生，复位和固定股

骨、胫骨骨折前进行预先对线可以方便扩髓，同时避免对髓腔的破坏。

8.9.5 关节强直

关节内损伤或膝关节锻炼的延迟都可能导致关节强直。Bonnevialle 等报道在同侧股骨和胫骨骨折中约 15% 的患者发生膝关节强直。Hwan Tak 等报道的 89 例患者中，29% 的患者发生关节强直 [16]。这些患者通常需要进行二期软组织松解手术。

8.9.6 膝关节不稳

我们建议在手术结束时检查半月板和韧带损伤，如果存在损伤的情况，则制定早期治疗计划。Vangsness 等报道相当多例半月板和韧带损伤，其中半月板损伤率达 25%，膝关节不稳定率达 50%。

8.10 结果

有学者报道采用内固定的方法治疗浮膝损伤可取得良好的治疗效果，因而越来越多的骨科医生支持并在临床工作中实际应用这种方法。这一手术方法解决了肢体的长度恢复、成角畸形等问题，并能有效避免在儿童患者中进行二次矫形手术。然而，

尽管内固定是较优的治疗方式，其并发症的发生率及患者死亡率仍然很高。

是否伴有合并损伤、是否为开放性骨折、骨折是否累及关节及骨质的破损程度等是浮膝损伤预后的预测因素。髓内钉治疗的患者可早期活动并取得良好的远期功能效果。外固定治疗股骨骨折会导致股四头肌固定，进而导致膝关节活动度的减小。

合并血管损伤的患者康复时间会延长，最终的治疗效果也可能较差，因此，血管损伤是浮膝损伤预后不良的预测因素应慎重评估、治疗[32]。

浮膝合并韧带损伤时，韧带损伤非常容易漏诊浮膝治疗完成后有效地处理韧带损伤对患者获得良好的最终治疗效果非常重要。Szalay 等报道了在其 34 例浮膝损伤的患者中，有高达 53% 的患者同时合并有韧带损伤[5]。麻醉状态下行 Lachmann 试验对前交叉韧带撕裂几乎具有 100% 的诊断效果。Moore 等[33]报道了修复股骨骨折的膝关节韧带损伤，可使患者获得更好的关节活动度，他们建议手术稳定骨折后，对膝关节韧带进行应力测试、关节镜检查及可能的韧带修复。Karlström-Olerud 标准是目前应用最广泛的评价浮膝功能的标准（表 8.1）。

表 8.1 浮膝治疗后进行功能评估的 Karlström- Olerud 标准

标准	优	良	中	差
大腿或小腿症状	无	间歇性轻微症状	症状较重，功能受损	功能受损严重，静息痛
膝或踝关节症状	无	间歇性轻微症状	症状较重，功能受损	功能受损严重，静息痛
步行和运动	正常	间歇性轻微症状	步行距离受限	使用手杖、拐杖或其他支具辅助
工作和运动	正常	运动能力受损，工作能力与伤前相同	工作能力下降	无法胜任任何工作，永久残疾
成角畸形或旋转畸形或兼有两者	0	<10°	10°~20°	>20°
短缩畸形	0	<1 cm	1~3 cm	>3 cm
关节活动限制	0	踝关节 <10°，髋关节 <20° 或膝关节 <20° 或两者均 <20°	踝关节 10°~20°，髋关节 20°~40° 或膝关节 20°~40° 或两者均为 20°~40°	踝关节 >20°，髋关节 >20° 或膝关节 >20° 或两者均 >20°

参·考·文·献

[1] Blake R, McBryde A Jr (1975) The floating knee: ipsilateral fractures of the tibia and femur. South Med J 68: 13–16.

[2] Dwyer AJ, Paul R, Mam MK et al (2005) Floatingknee injuries: long-term results of four treatment methods. Int Orthop 29: 314–318.

[3] Paul GR, Sawka MW, Whitelaw GP (1990) Fractures of the ipsilateral femur and tibia: emphasis on intraarticular and soft tissue injury. J Orthop Trauma 4: 309–314.

[4] Adamson GJ, Wiss DA, Lowery GL et al (1992) Type Ⅱ floating knee: ipsilateral femoral and tibial fractures with intraarticular extension into the knee joint.J Orthop Trauma 6: 333–339.

[5] Szalay MJ, Hosking OR, Annear P (1990) Injury of knee ligament associated with ipsilateral femoral shaft fractures and with ipsilateral femoral and tibial shaft fractures. Injury 21: 398–400.

[6] van Raay JJ, Raaymakers EL, Dupree HW (1991)Knee ligament injuries combined with ipsilateral tibial and femoral diaphyseal fractures: the "floating knee". Arch Orthop Trauma Surg Archiv fur orthopadische und Unfall-Chirurgie 110: 75–77.

[7] Rethnam U, Yesupalan RS, Nair R (2009) Impact of associated injuries in the floating knee: a retrospective study. BMC Musculoskelet Disord 10: 7.

[8] Rios JA, Ho-Fung V, Ramirez N et al (2004) Floating knee injuries treated with single-incision technique versus traditional antegrade femur fixation: a comparative study. Am J Orthop 33: 468–472.

[9] Letts M, Vincent N, Gouw G (1986) The "floating knee" in children. J Bone Joint Surg 68: 442–446.

[10] Davenport HT (1988) Preparations for anaesthesia for theaged. In: Davenport HT, editor. Anaesthesia in the aged patient. Blackwell Scientific publications pp. 183–203.

[11] Vowles KDJ (1988) Surgical decision in the aged. In: Davenport

HT, editor. Anaesthesia in the aged patient.Blackwell Scientific publications pp. 168–182.

[12] McHenry TP, Holcomb JB, Aoki N et al (2002)Fractures with major vascular injuries from gunshot wounds: implications of surgical sequence. J Trauma53: 717–721.

[13] Fraser RD, Hunter GA, Waddell JP (1978) Ipsilateral fracture of the femur and tibia. J Bone Joint Surg 60-B: 510–515.

[14] Bohn WW, Durbin RA (1991) Ipsilateral fractures of the femur and tibia in children and adolescents. J Bone Joint Surg Am 73(3): 429–439.

[15] Karlström G, Olerud S (1977) Ipsilateral fracture of thefemur and tibia. J Bone Joint Surg Am 59: 240–243.

[16] Hee HT, Wong HP, Low YP et al (2001) Predictors of outcome of floating knee injuries in adults: 89 patients followed for 2–12 years. Acta Orthop Scand72: 385–394.

[17] Hung SH, Chen TB, Cheng YM et al (2000)Concomitant fractures of the ipsilateral femur and tibia with intra-articular extension into the knee joint.J Trauma 48: 547–551.

[18] Bone LB, Johnson KD, Weigelt J et al (1989) Early versus delayed stabilization of femoral fractures. A prospective randomized study. J Bone Joint Surg Am71: 336–340.

[19] Scalea TM, Boswell SA, Scott JD et al (2000)External fixation as a bridge to intramedullary nailing for patients with multiple injuries and with femur fractures: damage control orthopedics. J Trauma48: 613–621; discussion 621–623.

[20] Pape HC, Hildebrand F, Pertschy S et al (2002)Changes in the management of femoral shaft fractures in polytrauma patients: from early total care to damage control orthopedic surgery. J Trauma 53: 452–461; discussion 461–462.

[21] Yue JJ, Churchill RS, Cooperman DR, et al (2000)The floating knee in the pediatric patient. Nonoperative versus operative stabilization. Clini Orthop Relat Res376: 124–136.

[22] Arslan H, Kapukaya A, Kesemenli C et al (2003)Floating knee in children. J Pediatr Orthop 23: 458–463.

[23] Ostrum RF (2000) Treatment of floating knee injuries through a single percutaneous approach. Clin OrthopRelat Res 375: 43–50.

[24] Hung SH, Lu YM, Huang HT et al (2007) Surgical treatment of type II floating knee: comparisons of the results of type IIA and type IIB floating knee. Knee Surg Sports Traumatol Arthrosc 15(5): 578–586.

[25] Yue JJ, Churchill RS, Cooperman DR, Yasko AW, Wilber JH, Thompson GH (2000) The floating knee in the pediatric patient. Nonoperative versus operative stabilization. Clin Orthop Relat Res 376: 124–136.

[26] Beaty JH (2005) Operative treatment of femoral shaft fractures in children and adolescents. Clin Orthop Relat Res 434: 114–122.

[27] Giannoudis PV, Smith RM, Bellamy MC et al (1999)Stimulation of the inflammatory system by reamed and unreamed nailing of femoral fractures. An analysis of the second hit. J Bone Joint Surg81: 356–361.

[28] Ribet ME (1994) 'Damage control' in trauma surgery.Br J Surg 81: 627.

[29] Poole GV, Miller JD, Agnew SG et al (1992) Lower extremity fracture fixation in head-injured patients. J Trauma 32: 654–659.

[30] Braten M, Terjesen T, Rossvoll I (1993) Torsional deformity after intramedullary nailing of femoral shaft fractures. Measurement of anteversion angles in 110 patients. J Bone Joint Surg 75: 799–803.

[31] Sojbjerg JO, Eiskjaer S, Moller-Larsen F (1990) Locked nailing of comminuted and unstable fractures of the femur. J Bone Joint Surg 72: 23–25.

[32] Rethnam U, Yesupalan RS, Nair R (2007) The floating knee: epidemiology, prognostic indicators & outcome following surgical management. J Trauma Manag Outcomes 1: 2.

[33] Moore TM, Patzakis MJ, Harvey JP Jr (1988) Ipsilateral diaphyseal femur fractures and knee ligament injuries. Clin Orthop Relat Res 232: 182–189.

9

假体周围骨折

Gabriele Pisanu, Alessandro Crosio, and Filippo Castoldi

林健　译

9.1 流行病学

由于患者预期寿命的延长和全膝关节置换手术数量的增加，膝关节假体周围骨折的发生率不可避免地持续升高[1]。初期膝关节假体周围骨折的发生率0.3%~5.5%，而全膝关节置换翻修术后假体周围骨折的发生率高达30%[2-5]。

股骨髁上骨折是膝关节假体周围骨折最常见的类型，初次置换术后多发生于术后2~4年，发生率0.3%~2.5%；翻修术后发生率1.6%~38%[6-8]。梅奥诊所报道发生率约2%（其中翻修手术的术中发生率为0.9%，初次置换的术中发生率约0.1%）[9]。

由于术中发生的假体周围骨折有一部分常常被忽视；而那些移位轻微的骨折并不需要特别的处理，故而未出现在临床报道中。因此，术中假体周围骨折的发生率很可能是被低估的[10]。

胫骨侧假体周围骨折相比股骨侧更加多见[11]。根据梅奥诊所的一项17 000例全膝关节置换术病例报道，其术中发生率为0.1%，术后发生率为0.4%。而翻修术后的假体周围骨折发生率则更高[12]。

假体周围髌骨骨折既可发生于行表面成形手术的髌骨，也可发生于未行表面成形的髌骨。发生在未行表面成形的髌骨少见，发生率小于0.1%；而发生在行表面成形的髌骨的发生率为0.2%~21%[13-15]。翻修手术术后假体周围髌骨骨折的发生率比初期膝关节置换高6倍[16]。据一项病例报道发现，这类骨折中许多没有临床症状（44%），且大多数发生于术后一二年之内[15]。

9.2 临床检查

术前检查应聚焦于判定膝关节假体的类型，骨折的形态特点以及骨的质量。正确评估患者的一般健康状况，对于识别感染或病理性骨折的危险因素及易感因素至关重要。我们还应具体了解患者的受伤机制，并仔细、深入地询问病史，掌握骨折发生前人工膝关节的功能状态。如果患者在骨折前存在膝关节疼痛不适，应高度怀疑假体发生了松动，位置不佳或感染。炎症反应指标，包括血沉、急性反应蛋白，以及白细胞计数等应作为常规检查[17]。

一旦发现膝关节总是肿胀、疼痛，就应开始细致准确的体格检查。对膝关节周围的骨骼肌肉以及软组织进行触诊，有助于判断发生骨折的位置；同时，还应评估神经、血管的功能状况以及骨折的稳定性。

9.3 术前影像学评价

为准确评价骨折的类型以及移位情况，术前的影像学检查应包括股骨、胫骨和膝关节的正、侧位X线片检查。必须将其与以前的X线片影像进行对比，可以发现之前存在的假体松动或位置不良。CT扫描对于判断骨折的粉碎程度和残存的骨量情况是需要的（图9.1）。术前计划中确定膝关节假体的类型、尺寸以及是否稳定非常重要。而对于固定材料的选择，主要的依据可能在于可供远端固定的储备骨量。

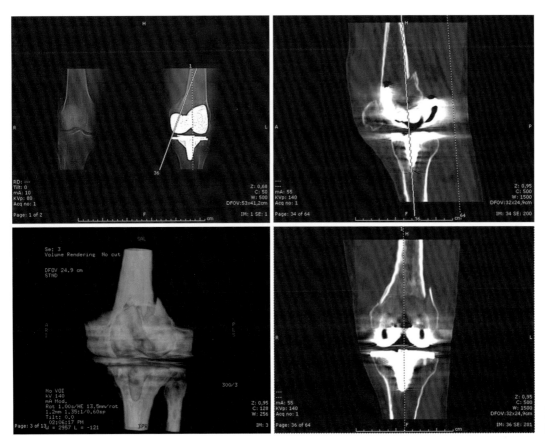

图 9.1 术前 CT 扫描及三维重建

9.4 分型

膝关节假体周围骨折可以分为股骨、胫骨和髌骨；可发生于术中，也可发生于术后。

股骨侧膝关节假体周围骨折的分型有许多方法，他们的分型依据或是骨折线的分布形态或是假体的稳定状态 [8,18-20]。其中，Rorabeck 等提出的分型系统应用最为广泛（图 9.2）。Rorabeck 分型系统考虑了骨折移位情况及假体的固定状态，可分为三型：1 型，股骨侧假体周围无移位骨折，假体固定稳定；2 型，骨折移位 > 5 mm 或成角 > 5°，股骨假体固定稳定（如为粉碎性骨折，则为 2B 型）；3 型，假体松动或不稳，无论骨折是否有移位 [8]。Su 等建议根据骨折线相对于股骨侧假体的高度进行分型 [19]。Kim 提出的新的分型方法，考虑了远端骨折块的骨容量和密度、骨折复位的可能性、假体的位置以及固定状态 [20]。

胫骨侧膝关节假体周围骨折依据 Felix 分型可分为 4 个主要类型和 3 个亚型（图 9.3）。这一广泛应用的分型方法主要的依据是胫骨侧假体的固定状态与骨折线的位置。1 型，骨折位于胫骨平台；2 型，骨折位于胫骨柄的附近；3 型，骨折位于假体胫骨柄的远端；4 型，骨折累及胫骨结节（亚型 A，X 线片显示假体稳定；亚型 B，X 线片显示假体松动；亚型 C，术中发生的胫骨侧假体周围骨折）[12]。

髌骨假体周围骨折主要有 3 种分型方法，他们的主要分型依据是伸膝装置的完整性和髌骨假体的稳定性 [14,15,21]。

Goldberg 将髌骨假体周围骨折分为以下几种类型：1 型，骨折位于髌骨的边缘，不累及髌骨假体；2 型，伸膝装置断裂；3 型，累及髌骨下（3A 型合并韧带断裂；3B 型，不合并韧带断裂）；4 型，髌骨骨折合并髌股关节脱位 [14]。

9.5 损伤机制与危险因素

术中发生的骨折往往与错误的手术技术有关，可被立即发现并处理。但是，有时候术中发生的骨折也会被漏诊，导致术后发生更明显的应力骨折或

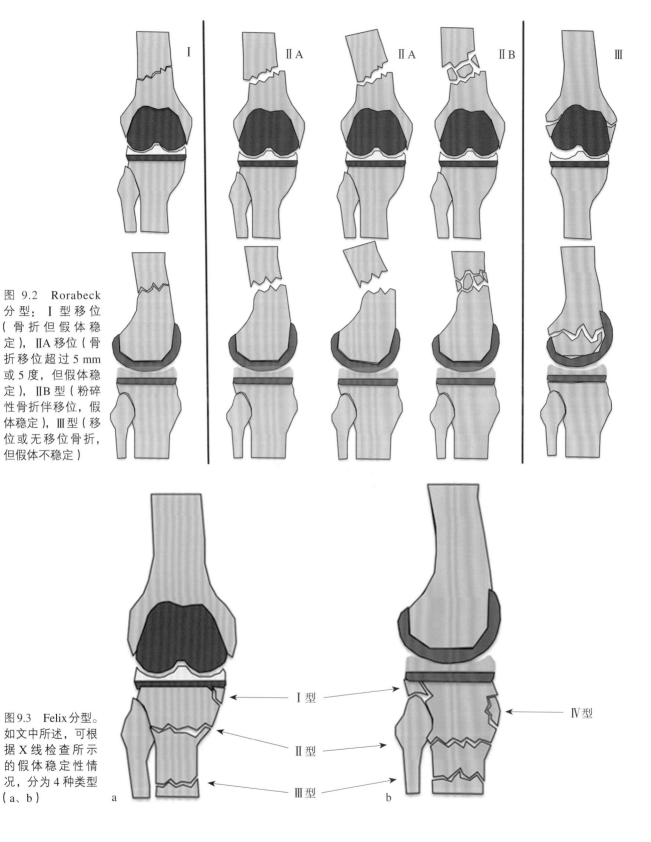

图 9.2 Rorabeck 分型：I 型移位（骨折但假体稳定），IIA 移位（骨折移位超过 5 mm 或 5 度，但假体稳定），IIB 型（粉碎性骨折伴移位，假体稳定），III 型（移位或无移位骨折，但假体不稳定）

图9.3 Felix 分型。如文中所述，可根据 X 线检查所示的假体稳定性情况，分为 4 种类型（a、b）

在低能量损伤下即出现骨塌陷。术后的假体周围骨折，可在低能量损伤后发生（如患者的骨质较差），也可由于高能量损伤而发生，尤其是胫骨骨折。

9.5.1 股骨

股骨侧的术后假体周围骨折主要发生于低能量低扭转或压缩暴力下，少数情况发生于高能

量创伤后[22]。这类骨折往往累计股骨的远端 1/3
（15 cm）[2]。股骨侧为杆状假体的患者，其损伤暴
力可传导至股骨柄的尖端，甚至更近端的位置，产
生近端骨折。已有许多研究表明，股骨前方切迹与
股骨髁上骨折相关；股骨前方出现切迹，则其发生
骨折的概率为 10%~46%[2]（图 9.4）。

据 Culp 等报道，股骨前方皮质出现 3 mm 切迹
可使其抗扭转强度下降 30%，从而使发生假体周围
骨折的风险显著增加[23]。如果术中已经发生股骨前
方切迹形成，有时候可以选择植入带柄的股骨假体
组件以减少股骨前皮质到应力，并且术后应使用辅
助装置以严格限制患肢的负重，如步行器或拐杖。

由于受到股骨前弓弧的影响，当股骨侧髓内导
针置入的位置不正确时非常容易发生术中股骨侧假
体周围骨折。导针的尖部有可能穿透股骨前方或前
外侧皮质而产生骨折。由于股骨周围软组织丰厚，
这类骨折在术中常常被忽视，而在术后进行影像学
检查时才被发现[24]。基于上述的原因，术前根据患
者股骨的正、侧位 X 线片进行充分的手术规划，设
计好正确的股骨导针开口位置非常重要（图 9.5）。

另外，术中也有可能发生股骨髁间的劈裂、单
髁或双髁的完全骨折。这种患者往往本身存在骨质
减少等问题。还有一些手术技术上的问题也可能造
成术中骨折，如截骨失误、打压过于激进、试模插
入错误等（特别是在翻修手术中）。

其他的危险因素还包括患者曾经由于骨折或截
骨手术而置入过金属钢板、螺钉。对于二期手术的
患者而言，全膝关节置换术必须在内固定取出后 3
个月以上才能进行。如果不得不在取出内固定的同
时进行关节置换，那么最好使用长柄的假体以避免
发生骨折[26]（图 9.6）。

9.5.2 胫骨

胫骨侧膝关节假体周围骨折在翻修手术中比在
初次手术中更为常见。过于暴力地拆卸固定良好的
胫骨元件、不正确地移除骨水泥、过度地打压胫骨

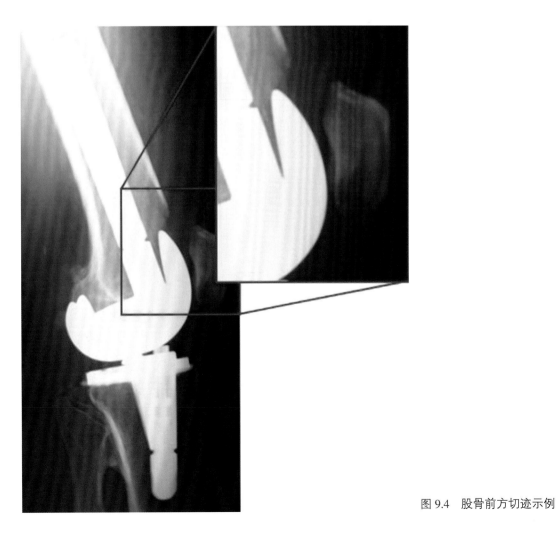

图 9.4　股骨前方切迹示例

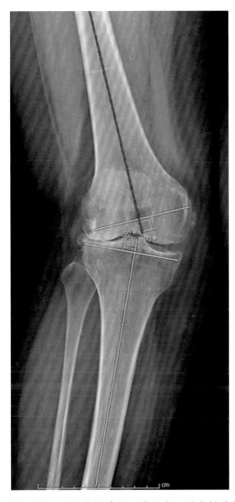

图9.5 股骨导针开口的术前计划。请注意，髓内针路径（红线）开口点并不总是处于髁间窝最深处。严格按照术前规划进行手术对避免股骨皮质骨折极为重要

假体，以及不当的胫骨结节截骨，均可导致这类骨折[12]。此外，为了避免损伤胫骨皮质，仔细按照胫骨干轴线放置假体非常重要。胫骨侧假体的髓腔准备如果是偏心的，或胫骨柄的位置安放不正，会威胁胫骨皮质。这类骨折的典型表现为骨折线垂直、无移位。

术后胫骨骨折常由急性创伤或疲劳造成（应力性骨折）[11]。由于使用短柄的胫骨假体，现在这种骨折已经很少见[27]。理论上，完整腓骨完好的情况下，短柄使得胫骨能够承受巨大的扭矩和剪切力，与股骨骨折相比，在预防这些骨折上有着机械力学优势。

9.5.3 髌骨

髌骨的假体周围骨折可由直接创伤或疲劳导致。明确的危险因素包括类风湿性关节炎、长期使用类固醇、髌骨坏死、下肢力线不良、膝关节假体位置不良和使用后稳定型的假体[28]。

与女性相比，男性具有更高的活动水平和体重，因此这种骨折在男性更为常见[29]。

全膝关节置换术中髌骨采取何种治疗方式也是影响结果的重要因素（图9.7）。在初次置换手术中，助手应仔细处理髌骨，因为过度的张力会造成髌骨骨折或髌腱断裂；当膝关节过于紧张时，在外移髌骨前先进行股骨远端截骨也很重要。

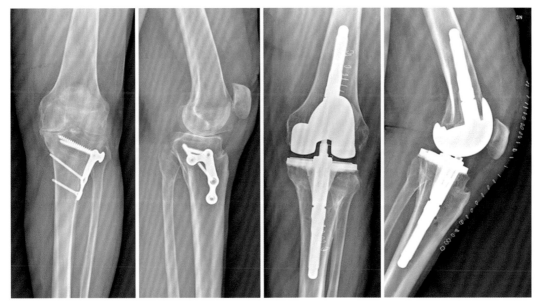

图 9.6 内植物取出与全膝关节置换术同步开展的病例

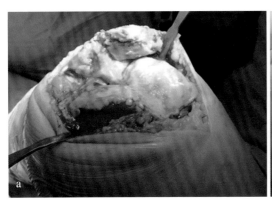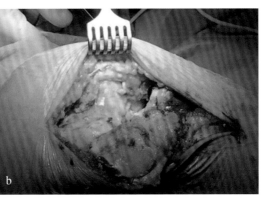

图 9.7 髌骨侧偏（a）或外翻（b）

在进行外侧松解和切除过多的 Hoffa 脂肪垫时，如损伤膝上外侧动脉，将会造成髌骨坏死和去血管化，从而增加了髌骨假体周围骨折的风险[30]。另外，髌骨截骨不对称会增加关节面的机械应变，特别是截骨包括了软骨下骨或外侧关节面时。

9.6 治疗及结果

膝关节假体周围骨折最适当的处理策略需依据多个因素合理制定，包括：患者的一般状况，骨折前活动能力，骨折的类型、部位和位移，存留骨量的质量，股骨近端是否存在其他内固定物，假体的稳定性，以及植入材料的类型等[19]。

治疗的目标是：促进骨折在 6 个月内愈合，使膝关节活动范围恢复到受伤前的水平，恢复膝关节的稳定和无痛。手术的目标是使膝关节达到至少 90° 的活动范围，骨折移位 <5 mm，冠状面对线不良 ≤ 5°，矢状面对线不良 ≤ 10°，仅有微小的旋转移位，股骨缩短 <1 cm，并且人工膝关节匹配正确[18,19]。

过去，大多数假体周围骨折采取骨牵引，固定或支撑固定等保守治疗。非手术治疗避免了出血、感染、固定材料的损耗和麻醉相关并发症等手术风险。但长期骨牵引耐受性不佳，并可能导致褥疮、肺不张、肺炎、肺栓塞、深静脉血栓形成、弥漫性肌肉萎缩等长期卧床的风险。膝关节长期固定还可能导致关节运动范围的损失以及畸形愈合或骨不连[5,6,28,31]。持久牵引的治疗方法目前已经过时，唯一的指征是患者的一般健康状况不良且手术风险过高[3,18]。虽然手术治疗膝关节假体周围骨折可以取得较好的疗效，但也有报道认为畸形愈合和固定失

效的发生率较高[6]。这可能是由于传统开放性手术对血供破坏过多[33]以及骨质过于疏松而难以有效固定。现代治疗方法解决了这些问题。从外科的观点来看，该技术应做到微创，充分考虑血供走行分布和生物学愈合进程等相关因素，适应不同设计的人工膝关节假体，实现稳定的固定，以允许早期活动[34]。

9.6.1 术中骨折

9.6.1.1 股骨

股骨骨干骨折应使用带有或不带有植骨的长柄假体治疗[10]。假体柄应超过骨折线至少 2~3 倍髓腔直径的距离。

位于干骺端区域的骨折通常是垂直方向的无移位骨折，并且骨膜完整[25]。有部分作者建议对于这种骨折采取非手术治疗，保护性负重，不做额外干预[24]。移位的髁间骨折不常见但确实更复杂、更难以治疗。这种骨折应使用带有髓内柄的股骨假体及经股骨髁螺钉进行内固定治疗。在一些病例报道中，单独使用经股骨髁螺钉也取得了较好效果。因为骨水泥和股骨假体提供了额外的稳定性，使用单枚经股骨髁螺钉通常是有效的。但为控制旋转，我们建议使用至少 2 颗螺钉。术后建议行 CT 扫描评估骨折影响的范围，以完善诊断。

9.6.1.2 胫骨

如上所述，这种情况很少见。大多数情况下，此类骨折在术后才被发现，治疗主要是保护下负重。在有些情况下，骨松质螺钉可对有移位的胫骨骨折进行有效固定。在一些少见的案例中，骨折位于假体柄尖部后方后，此时必须行石膏固定和保护下负重，以保障骨折愈合进程[10]（图 9.8）。

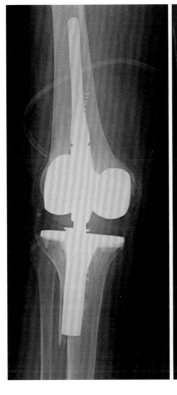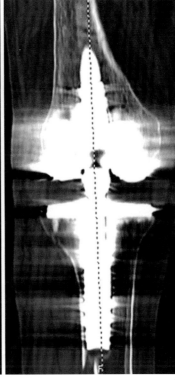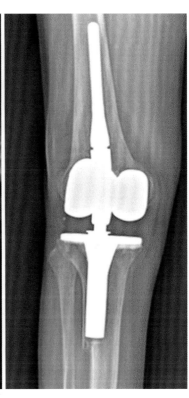

图 9.8　胫骨术中骨折术后 X 线和 CT 扫描情况，以及保守治疗 5 个月后的 X 线检查情况

9.6.2 术后骨折

正确的治疗决策取决于对骨折全面而准确的评估分类。假体和骨折块的稳定性是指导决策的最重要方面。

9.6.2.1 股骨

治疗方案基于 Rorabeck and Taylor 分类。

Ⅰ型可在闭合复位后进行 4~6 周的石膏固定，然后每 2 周一次严格随访，监测骨折的对位情况。如果随访期间出现不稳定的情况，可转而进行手术治疗。

这种治疗成功率为 80%~100%。移位的 Rorabeck Ⅰ型骨折中，手术与非手术治疗组的患者满意度没有显著差别（61% vs. 67%）。手术治疗组中，并发症发生率更高 [7]。

部分作者提出对于Ⅱ型和Ⅲ型采取非手术治疗，但畸形愈合率很高 [35]。在 Moran 等的研究中，所有保守治疗的移位骨折都出现畸形愈合 [36]。尽管 Chen 等报道，保守治疗Ⅱ型骨折有 67% 取得满意结果，非手术治疗仅适用于一部分有合并症、年老、高手术风险的患者 [7]。

假体固定不稳定和严重粉碎性髁间骨折建议手术治疗。如果不稳定与骨折高度粉碎有关，翻修手术需要结合骨水泥或植骨技术。如果假体不稳定，但骨折块较完整，推荐行翻修骨折内固定。如果假体固定稳定，而骨折不稳定，则需要对骨折进行解剖复位和坚强固定，尽早进行主、被动运动 [35]。

手术治疗可采用不同的外科技术。骨折固定可使用髓内钉（顺行或逆行）以及钉板系统完成。

髓内钉

交锁髓内钉是常用的技术，主要适用于 Rorabeck Ⅱ型股骨髁上骨折。多项研究显示，与钉板固定相比其治愈率良好 [37]。

逆行股骨钉适用于股骨远端骨折，且骨折块大小足够允许远端螺钉锁定的骨折 [37]。

逆行髓内钉应足够长，插入至小转子水平。

逆行髓内钉只能用于髁间窝处的股骨假体。因此，逆行钉不能用于后稳定型假体（图 9.9）。

正确决定钉的进入点十分重要。对于保留后交叉韧带的患者而言，由于股骨假体的存在，进针点比平时需更为靠后侧。这可能导致膝关节的过伸畸形。

手术过程需要打开关节，增加了内植物感染的风险 [37]。

与钉板系统相比，髓内钉复位不良的风险更

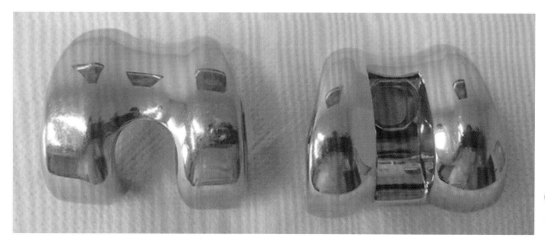

图 9.9　股骨假体组件：后交叉韧带保留型膝关节假体（左）和后稳定型膝关节假体（右）设计

高，包括在冠状和矢状面上的复位不良，旋转和成角恢复不佳等[38]。

与传统金属板固定相比，髓内钉的优势是软组织损伤小、出血少。

髓内钉不能应用于以下情况：髓内原先存在假体柄、严重粉碎性骨折、极远端骨折、膝关节假体不稳定，以及股骨髓腔过于狭窄等。

钉板系统

膝关节假体周围骨折的可选治疗方案有成角接骨板（ABP）、动力髁螺钉（DCS）和支撑钢板[6,39]。

最近，使用关节周围锁定钢板的切开复位内固定成为一种广泛应用的治疗选择。置入多角度的角稳定螺钉，使骨折部位和股骨假体达到最佳固定状态[40]。

锁定接骨板使骨折复位和内固定能够在微创技术下进行，防止过多的软组织剥离和骨膜剥离。如今，新型的多轴设计可以实现螺钉的万向锁定（图9.10）。

患者取仰卧位，抬高健侧下肢以便 C 臂的移动。通常需要做外侧入路，如果骨折向近侧延伸，切口应延展至远端骨干。需要先对人工膝关节假体

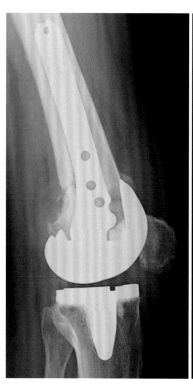
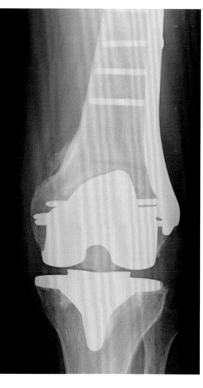

图 9.10　用锁定钢板固定的 Rorabeck Ⅱ 骨折

的稳定性做评估与测试。然后复位骨折，从远端向近端插入接骨板，利用接骨板将肌肉从骨膜上分离，形成皮下隧道。接骨板远端的形态与股骨外侧髁匹配。用 C 形臂图像增强器检查位置，置入第一根远端螺钉。如果复位良好，并且接骨板位于中轴线，则再置入其他螺钉完成固定。在关闭关节囊之前，我们建议用生理盐水（约 2 L）充分冲洗内植物。手术后 12 周可以使用拐杖部分负重。允许早期范围活动。

各方报道的疗效差异较大。有作者报道其失败率为 30%~100%[5]，但引入锁定板和微创稳定系统（LISS）后，治疗结果大幅改善，完全愈合率达到 90%[40]。

外固定

在膝关节假体周围骨折中，不常用到外固定。紧急情况下，在等待计划和确定性治疗时，临时外固定可用于粉碎、开放和不稳定的骨折。

外固定作为确定性治疗并不受欢迎，因为它存在诸如股四头肌损伤、膝关节活动受限、钉道感染等问题[23]。

铰链外固定支架的适应证可能是关节假体稳定并且手术风险高的患者[41]。

全膝关节翻修

因假体移位、磨损或松动造成的人工假体失效需要行全膝关节翻修（图 9.11）。Rorabeck Ⅱ 型骨折中，当证实松动或移位，需要进行翻修手术。Rorabeck Ⅲ 型骨折中，如果远端骨量少，并且存在假体松动或移位，也必须行翻修手术。

对于年老患者，可以考虑用限制性假体进行修复。对于年轻患者，由于活动量大，限制性假体更易松动。这种情况下，手术者可先通过骨移植和骨折固定来恢复骨量，二期行修复手术。这种选择增加了关节僵直的风险[24]。

另一治疗选择是同种异体移植与人工关节假体组合（APC）。它可减少关节僵直的风险，但感染率更高，更易发生移植物吸收和假体松动，且手术

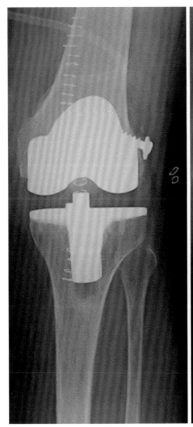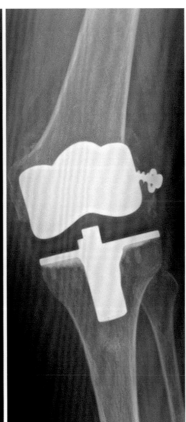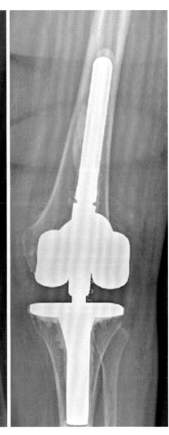

图 9.11　使用螺钉固定治疗髁突骨折术中所致的骨折。手术后 1 个月，X 线片显示移位，使用限制性假体翻修

过程更复杂[42]。

关节置换翻修术的报道结果良好，即使是需要骨折块固定也不例外。这是因为，相对于 ORIF，该手术能更早地实现活动和下床锻炼[23]。

9.6.2.2 胫骨

涉及胫骨平台的骨折，人工假体常有松动，此时一般推荐关节置换翻修术，同时进行或不进行平台缺损处金属或骨填充[12]。

在胫骨柄周围的骨折（Ⅱ型），人工假体常是稳定的，因此非手术的方法一般已经足够。若人工假体松动，可选择长柄胫骨假体进行修复。若有广泛骨损失，则应植骨。

远端骨折可视需要行复位内固定术，通常人工假体是稳定的。

特别要注意的是Ⅳ型骨折。这种骨折应小心处理，因为胫骨结节是伸膝功能所必需的。这种情况下，需要螺钉内固定。大多数情况下，胫骨假体是稳定的，不需要修复手术。如果需要，则必须用长柄胫骨假体。在骨折复位和固定之前插入胫骨柄。许多作者也描写了使用半腱肌改道来加强髌腱[43]。

胫骨假体的翻修手术中，手术者要遵循以下规则：常需要一个带柄的胫骨假体；假体的柄要超过骨折部位以提供稳定性；不稳定的骨折块要用螺钉固定；近端胫骨骨折，缺损 <5 cm 使用金属填充即可；如果缺损更多，则考虑肿瘤假体[43]。

9.6.2.3 髌骨

对于假体稳定以及伸膝功能完整的骨折，保守治疗有良好疗效。

假体稳定和 / 或伸膝功能受损的粉碎性骨折，可摘除小骨片，将肌腱重新附着，恢复功能[15]。

假体不稳定时，需要仔细评估剩余骨量。如果骨量充足，翻修手术是可行的；否则需要半髌骨切除或全髌骨切除。全髌骨切除只能用于骨量极度缺少以及高度粉碎性骨折的患者。

对于症状轻微，膝关节功能完好的患者，即使有人工假体不稳定，也应考虑非手术治疗。报道称该方法效果良好[14]。

一项关于髌骨假体周围骨折的 meta 分析称，髌骨骨折手术使用张力带钢丝固定有 19% 的感染率和 92% 的骨不连率。另一方面，非手术治疗病例大部分有较好疗效。保守治疗通常伸膝欠缺 10°，屈曲损失 10°~20°[13]。

9.7 并发症

并发症包括关节活动范围减少，对位不良，感染和骨不连。

一篇综述文献评估了假体周围股骨骨折的并发症。病例中，39% 采取非手术治疗，60% 手术治疗。保守治疗的病例有更高的并发症发生率（31%），手术治疗并发症发生率为 19%。手术组中，并发症包括感染（3%）、延迟愈合或骨不连（7%）、畸形愈合（4%），内固定失败（3%），以及其他并发症（3% 术中死亡、肺栓塞和假体撞击）[19]。一项 meta 分析显示，使用锁定板治疗的并发症包括感染（3%）、内固定失效（4%）、骨不连（9%）和再次手术（13%）。在保守治疗组中，并发症有延迟愈合或骨不连（14%）和畸形愈合（18%）[34]。

另一篇文献中，没有发现非手术治疗（石膏固定、夹板固定、支持、牵引）和手术治疗（ORIF、髓内钉、外固定、全膝关节翻修）之间的差异[19]。

使用钢丝内固定治疗髌骨假体周围骨折，术后平均感染率为 19.2%，骨不连发生率为 92%[13]。

参·考·文·献

[1] Johnston AT, Tsiridis E, Eyres KS, Toms AD (2012) Periprosthetic fractures in the distal femur following total knee replacement: a review and guide to management. Knee 19(3): 156–162.

[2] Healy WL, Siliski JM, Incavo SJ (1993) Operative treatment of distal femoral fractures proximal to total knee replacements. J Bone Joint Surg Am 75: 27–34.

[3] Inglis AE, Walker PS (1991) Revision of failed knee replacements using fixed-axis hinges. J Bone Joint Surg Br 73: 757–761.

[4] Ritter MA, Faris PM, Keating EM (1988) Anterior femoral notching and ipsilateral supracondylar femur fractures in total knee arthroplasty. J Arthroplasty 3: 185–187.

[5] Figgie MP, Goldberg VM, Figgie HE Ⅲ et al (1990) The results of treatment of supracondylar fracture above total knee arthroplasty. J Arthroplasty 5: 267–276.

[6] Merkel KD, Johnson EW Jr (1986) Supracondylar fracture of the femur after total knee arthroplasty. J Bone Joint Surg Am 68: 29–43.

[7] Chen F, Mont MA, Bachner RS (1994) Management of ipsilateral supracondylar femur fractures following total knee arthroplasty. J Arthroplasty 9: 521–526.

[8] Rorabeck CH, Taylor JW (1999) Periprosthetic fractures of the femur complication total knee arthroplasty. Orthop Clin North Am 30: 265–277.

[9] Berry DJ (1990) Periprosthetic fractures after major joint replacement. Epidemiology: hip and knee. Orthop Clin North Am 30: 183–190.

[10] Engh GA, Ammeen DJ (1997) Periprosthetic fractures adjacent to total knee implants. Treatment and clinical results. J Bone Joint Surg Am 79: 1100–1113.

[11] Rand JA, Coventry MB (1980) Stress fractures after total knee arthroplasty. J Bone Joint Surg Am 62: 226–233.

[12] Felix NA, Stuart MJ, Hanssen AD (1997) Periprosthetic fractures of the tibia associated total knee arthroplasty. Clin Orthop 345: 113–124.

[13] Chalidis BE, Tsiridis E, Tragas AA et al (2007) Management of periprosthetic patellar fractures: a systematic review of the literature. Injury 38: 714–724.

[14] Goldberg VM, Figgie HE 3rd, Inglis AE, Figgie MP, Sobel M, Kelly M, Kraay M (1988) Patellar fracture type and prognosis in condylar total knee arthroplasty. Clin Orthop Relat Res 236: 115–122.

[15] Ortiguera CJ, Berry DJ (2002) Patellar fracture after total knee arthroplasty. J Bone Joint Surg Am 84: 532–540.

[16] Grace JN, Sim FH (1988) Fracture of the patella after total knee arthroplasty. Clin Orthop Relat Res 230: 168–175.

[17] Greidanus NV, Masri BA, Garbuz DS, Wilson SD, Mc Alinden MG, Xu M et al (2007) Use of erythrocyte sedimentation rate and C-reactive protein level to diagnose infection before revision total knee arthroplasty. A prospective evaluation. J Bone Joint Surg Am 89-A: 1409–1416.

[18] Digioia AM 3rd, Rubash HE (1991) Periprosthetic fractures of the femur after total knee arthroplasty. A literature review and treatment algorithm. Clin Orthop Relat Res 271: 135–142.

[19] Su ET, DeWal H, Di Cesare PE (2004) Periprosthetic femoral fractures above total knee replacements. J Am Acad Orthop Surg 12: 12–20.

[20] Kim K, Egol KA, Hozack WJ et al (2006) Periprosthetic fractures after total knee arthroplasties. Clin Orthop Rel Res 446: 167–175.

[21] Parvizi J, Kim KI, Oliashirazi A et al (2006) Periprosthetic patellar fractures. Clin Orthop Relat Res 446: 161–166.

[22] Bezwada HP, Neubauer P, Baker J et al (2004) Periprosthetic supracondylar femur fractures following total knee arthroplasty. J Arthroplasty 19: 453–458.

[23] Culp RW, Schmidt RG, Hanks G, Mak A, Esterhai JL Jr, Heppenstall RB (1990) Supracondylar fracture of the femur following prosthetic knee arthroplasty. Clin Orthop 252: 182–189.

[24] Parvizi J, Jain N, Schmidt A (2008) Periprosthetic knee fractures. J Orthop Trauma 22: 663–671.

[25] Lombardi AV, Mallory TH, Waterman RA et al (1995) Intercondylar distal femoral fracture. An unreported complication of posterior-stabilized total knee arthro-plasty. J Arthroplasty 10: 643–650.

[26] Backstein D, Safir O, Gross A (2007) Periprosthetic frac-tures of the knee. J Arthroplasty 22(4 Suppl 1): 45–49.

[27] Lotke PA, Ecker ML (1977) Influence of positioning of prosthesis in total knee replacement. J Bone Joint, Surg Am 59: 77–79.

[28] Cain PR, Rubash HE, Wissinger HA et al (1986) Periprosthetic femoral fractures following total knee arthroplasty. Clin Orthop 208: 205–214.

[29] Zalzal P, Backstein D, Gross AE (2006) Notching of the anterior femoral cortex during total knee arthroplasty characteristics that increase local stresses. J Arthroplasty 21: 737–743.

[30] Le AX, Cameron HU, Otsuka NY, Harrington IJ, Bhargava M (1999) Fracture of the patella following total knee arthroplasty. Orthopedics 22: 395–398 .

[31] Sisto DJ, Lachiewicz PF, Insall JN (1985) Treatment of supracondylar fractures following prosthetic arthroplasty of the knee. Clin Orthop 196: 265–272.

[32] Mittlmeier T, Stockle U, Perka C, Schaser KD (2005) Periprosthetic fractures after total knee joint arthro- plasty. Unfallchirurg 108: 481–495.

[33] Farouk O, Krettek C, Miclau T, Schandelmaier P, Guy P, Tscherne H (1999) Minimally invasive plate osteo-synthesis: does percutaneous plating disrupt femoral blood supply less than traditional technique? J Orthop Trauma 13: 401–406.

[34] Herrera DA, Kregor PJ, Cole PA, Levy BA, Jonsson A, Zlowodzki M (2008) Treatment of acute distal femur fractures above a total knee arthroplasty: systematic review of 415 cases (1981–2006). Acta Orthop 79: 22–27.

[35] Dennis DA (2001) Periprosthetic fractures following total knee arthroplasty. J Bone Joint Surg Am 83: 120–130.

[36] Moran MC, Brick GW, Sledge CB, Dysart SH, Chien EP (1996) Supracondylar femoral fracture following total knee arthroplasty. Clin Orthop Relat Res 324: 196–209.

[37] Maniar RN, Umlas ME, Rodriguez JA et al (1996) Supracondylar femoral fracture above a PFC posterior cruciate-substituting total knee arthroplasty treated with supracondylar nailing. A unique technical problem. J Arthroplasty 11: 637–639.

[38] Pao JL, Jiang CC (2005) Retrograde intramedullary nailing for nonunions of supracondylar femur fracture of osteoporotic bones. J Formos Med Assoc 104: 54–59.

[39] Raab GE, Davis CM 3rd (2005) Early healing with locked condylar plating of periprosthetic fractures around the knee. J Arthroplasty 20: 984–989.

[40] Kregor PJ, Hughes JL, Cole PA (2001) Fixation of distal femoral fractures above total knee arthroplasty utilizing the Less Invasive Stabilization System (L.I.S.S.). Injury 32: SC64–SC75.

[41] Refaat M, Coleman S, Meehan JP, Jamali AA (2015) Periprosthetic supracondylar femur fracture treated with spanning external fixation. Am J Orthop 44(2): 90–93.

[42] Wong P, Gross AE (1999) The use of structural allograft for treating periprosthetic fractures about the hip and knee. Ortho Clin North Am 30: 259–264.

[43] Hanssen AD, Stuart MJ (2000) Treatment of periprosthetic tibial fractures. Clin Orthop Relat Res 380: 91–98.

10

膝关节周围骨折并发症的处理（感染和骨不连）

Daniele Santoro, Laura Ravera, Corrado Bertolo, Domenico Aloj, and Bruno Battiston
马志坚　译

10.1 股骨

Watson-Jones 在 1957 年指出"很少有骨折像股骨髁上骨折那样带来如此多的棘手问题"[1]。多年以来，骨折固定技术的不断进步，使这一疾病的疗效获得了显著改善[1-4]，但即使进行了恰当的骨折固定，骨不连仍时有发生，有报道称发生率可高达 17%[5-19]。尽管股骨远端血供丰富、富含骨松质，股骨接骨术的失败率并不高[20,21]，可一旦发生便难以处理。

导致股骨远端骨折的损伤机制主要有两种[22]。第一种是高能量损伤，如道路交通伤，往往造成开放性骨折，股骨髁和髁上严重粉碎；第二种是低能量损伤，如患有严重骨质疏松的老年人发生的骨折。

全膝关节置换是一项严峻的挑战，这是由于假体周围骨折在以下方面难以处理：髓腔把持、骨折固定、保留假体的可能性，局部并发症发生率高和内固定失效。目前，对于任意一型的股骨远端骨折应该如何治疗，尚未形成共识。在 AO 坚强固定的理念传播之前，股骨髁上骨折一般通过骨牵引来进行保守治疗[24]。

股骨远端骨折的治疗目标是：保留肢体长度，恢复关节面平整，纠正旋转和成角移位，早期活动[22,23,25,26]。

在治疗过程中，如果存在远端骨折块过小、骨质量差、骨缺损导致短缩、成角旋转畸形和创面污染，将增加治疗的复杂性。在过去，由于骨折端不太容易获得足够稳定，医生们常常采取关节制动的手段来避免骨折块受到过大应力。这种方法虽然保护了小骨块的稳定，但却增加了干骺端应力，骨科医生能够采取的办法只能是使用更多的内植物。

感染是膝关节周围骨折的严重并发症。在高级创伤中心，股骨远端骨折感染的发生率 <5%[27]。由于缺乏肌肉覆盖和血供，对感染的抵抗力很差，金属内植物又为细菌定植提供了适宜的环境，这个部位一旦发生感染，就应当积极进行清创并拆除内植物。

股骨远端骨不连不经常发生，但治疗起来却困难重重。其发生率为 0~6% 不等[13,28-30]，但在上世纪 70 年代，这个比例约为 25%。

治疗股骨远端骨不连的文献非常少。过去常用石膏管型和支具来治疗这类疾病，导致肌肉萎缩、关节僵硬和愈合失败[7,31]。后来，95°角钢板和动力髁钢板（植骨或不植骨）一度被广泛应用[125,32,33]。

一些作者曾认为，切开复位、骨折端清理、内固定加植骨，能够有效地治疗股骨远端骨不连，而另外一些作者却建议，除此之外，还应进行额外的同种异体皮质骨结构性植骨[33-36]。在 Wang 和 Weng[36] 的一项回顾性研究中，13 例股骨远端骨不连患者接受了内固定加同种异体骨结构性植骨，全部病例获得了愈合，术后膝关节活动度平均达到了 71°。

由于经常断钉，使用逆行髓内钉来治疗股骨远端骨不连，疗效并不理想[37-40]。Beall 等[41] 曾使用跨关节髓内钉来治疗股骨髁上骨不连，尽管愈合率很高，但由此导致的关节僵硬，也给患者带来了严重的不适和功能丧失，在髓内钉取出后，膝关节活动度仅能达到 49°；同时，还有 25% 的病例发生了感染。Scuderi[15] 是膝关节制动的倡导者，他推荐牵引制动至术后 3 个月。与以上有创性治疗方法相比，角钢板在愈合率和功能评分方面取得了良好疗效，但以目前的标准来看，这样的结果仍然不够满意。

外固定架不但在保护软组织、处理复杂性感染性骨不连方面具有优势[15,42-44]，还可以被应用到股骨近端和中段的牵张成骨术中。当存在大块骨缺损时，可以通过外固定架进行牵张成骨来消除骨缺损，同时，还能纠正成角、侧方和旋转移位[45]。

由于血供丰富，骨折愈合对于股骨远端来说并不困难[46,47]。但如果骨缺损或软组织嵌顿造成了骨折端分离（生物力学因素），骨折端存在过度活动（力学因素），发生感染或关节液外漏（生物学因素），并发症就有可能发生[46]。股骨远端独特的解剖学特征（较短的远折端、靠近膝关节、骨量较少、腓肠肌牵拉）是造成骨不连的易感因素。

骨不连将会导致手术次数增多、软组织条件恶化、瘢痕增生和更严重的关节僵硬。

Zum Brunnen 和 Brindley 于 1968 年阐述了股骨远端骨不连的治疗原则：骨折块复位，坚强固定，软组织愈合和刺激骨再生[48]。Saleh 在 1992 年将这些原则总结为三点一线，稳定和刺激[49]。

内固定造成的深层软组织分离和骨膜剥离，会进一步损伤血供。顺行或逆行髓内钉虽然对软组织封套侵扰较小，但也并不总能提供足够的稳定性[37,40]。当生物学因素是导致骨不连的主要原因时，外固定将是最好的选择[45]。

Wu[37] 指出，在顺行髓内钉治疗股骨远端骨折的病例中，由于骨折远端较短、髓腔粗大、皮质薄弱、常常合并较差的骨质量，仅仅一枚锁定螺钉不能提供足够的稳定性。在 Wu 的观察病例里，7 例患者中有 2 例发生了断钉。Koval[40] 观察到，16 例逆行髓内钉中 8 例发生了断钉，仅仅 25% 的患者获得了骨愈合。Chapman[33] 提倡采用前方入路进行内固定，因为这样可以暴露骨折前外侧部分而使血供得到良好保护，同时，保留膝关节部位的软组织附着有利于改善关节活动度。

早期关节活动对功能康复来说至关重要。

10.1.1 钢板固定

切开复位内固定能够有效恢复骨折端力线关系和保留关节活动度[6,9,10,13,14,28,50,51]，但却可能发生感染、骨不连、内固定失效和残留畸形等并发症[6,8,12,18,19,52]。

由于股骨远端骨折是钢板固定的良好适应证[2,53,54]，因此，该部位的骨不连仍然可以采用钢板来进行治疗。

受到致畸力量方向的影响，典型的股骨远端骨不连类型是内翻合并 / 或伸展畸形（类似于该部位的急性骨折）。较小的骨折块和较差的骨质量将增加复位的困难性[40,55,56]。

针对传统钢板内固定的不足，如内固定失效、伤口并发症和感染，很多改良技术被提出来治疗股骨远端骨不连[12,16,18,42,57-60]，这些技术中就包括了髓内钉。它有着软组织侵扰少和应力分布更均衡的优点[21,37,40,61]，可能更加适合以下情况：畸形严重，远端小骨折块需要牢固固定，骨不连间隙需要加压（这可能意味着明显的短缩）[39,41,58]。这些情况会导致预后不良、内固定失效，尤其对低位股骨髁上骨不连来说更是如此[37,40,58]。此外，使用髓内钉后，往往需要取出[37,58]。

AO/ASIF 在 20 世纪 90 年代发明了锁定钢板[62,63]，特别适用于 AO33A1–C3 型骨折[64]。生物力学研究表明，锁定钢板较抗滑动钢板和动力髁钢板更加稳定性，可以承受更大的应力[65]。LISS 钢板（LISS，Synthes Paoli，PA，USA）与角钢板和髓内钉相比，在治疗合并骨质疏松的股骨远端骨折时，提供了更强的稳定性，能够承受更大的轴向负荷而不失效[66,67]。

在患有骨质疏松的老年人当中，发生在骨 – 内植物界面的疲劳性骨折是一项严重并发症。由于骨质量和血供较差的原因，加上骨折、软组织损伤、分离显露和钢板压迫使血管遭受了进一步损害，传统内植物治疗往往以失败告终。锁定钢板的使用让以上问题得到了解决。锁定螺钉能提供角稳定性，对骨质疏松骨块有更强的抓持力[69]；同时，与传统钢板轴向传递应力不同，锁定钢板是通过螺钉 – 钢板 – 螺钉整体稳定来桥接传递应力的[63,68,69]，类似内固定架，无需钢板压迫骨面来获得稳定，从而保护了肌肉、软组织封套和局部骨膜的血供。在采用经皮技术时，这些优势更加明显。

用加压钢板来治疗股骨远端骨不连的关键问题是分离显露和继发性骨缺血，这两个问题会导致感染和骨不连的发生率升高[12,17,18,32,42,57,60,70,71]。治疗急性骨折的"有限切开"技术也能用于治疗骨不连。间接复位技术[2,54,72]关注于恢复关节外骨折的列线关系而非解剖复位，减少了显露骨不连端的需要。

10.1.2 外固定架固定

不良预后与远折端较短、骨质量较差和软组织受损有关。畸形愈合和双下肢不等长可能引起创伤性关节炎和膝关节僵硬[34,37,73,74]，由此可导致关节融合[75,76]，甚至截肢。

感染性骨不连对于骨科医生来说是一个巨大的挑战。感染灶会造成骨缺损、被覆软组织受损和瘢痕增生。畸形愈合、肢体短缩、骨性关节炎和膝关节僵硬常导致结构和功能的预后不良。

Ilizarov 技术[70,77-83] 在获得序贯（或即刻）畸形纠正、骨不连端加压、远折端固定和术后早期负重的同时，对软组织侵扰很少，在行走过程当中可以很好地承受扭转和弯曲应力，允许轴向加压[80,81]。但为了掌握这门技术，操作者需要经历更长的学习曲线，会遇到更多的并发症。除此之外，患者对反复多次的手术和经常性的门诊随访也常常难以忍受[70]。

从 1951 年 Ilizarov 应用骨牵张术治疗急性骨折开始[78-80]，相关理论和设备不断进步，Ilizarov 技术的适应证也逐渐扩展到了骨不连、慢性骨髓炎、肢体短缩、关节挛缩和畸形的治疗。

应用 Ilizarov 技术治疗感染性骨不连的基本策略是：去除感染的骨和软组织，用环形外固定架固定远近端，采用骨牵张技术消除骨缺损；消除骨缺损的同时，纠正局部畸形，对骨结合部进行加压；通过骨牵张和骨搬运形成坚强稳固的新生骨，这些新生骨输送抗生素到病变局部，使感染得到控制[84]。

早期负重和关节活动可以缓解复杂局部疼痛综合征和软组织萎缩[84]。基于这个原因，Ilizarov 技术被广泛用于治疗胫骨感染性骨不连[85-87]，但应用此项技术治疗股骨感染性骨不连的大宗病例报告却不多[88-90]。

股骨感染性骨不连保守治疗的效果差强人意。原因大致如下：高能量损伤，多次手术史，隐匿起病，骨和软组织感染，骨缺损，骨质疏松，血供不佳，相关的畸形和肢体短缩。按照 Ilizarov "张力法则"所述，序贯牵张可以刺激骨形成，激活包括骨骼、肌肉、筋膜、韧带、神经、血管和皮肤在内的组织生长[76]。Ilizarov 最初治疗感染的手段是通过增加病灶部位血供和截骨进行生物刺激来实现的（他说"骨髓炎在骨再生的熊熊烈火中燃烧

殆尽"）[76]。不进行截骨清创，感染几乎无法治愈。因此，牵张成骨的前提是清创术。骨牵张按每天 0.5~1 mm 的速度进行，随着骨段逐渐转移，骨缺损逐渐消除。牵拉通过膜内成骨来结束骨重建[84]。截骨部位损伤的程度决定了骨重建的质和量，因此，应当尽量减小对截骨处骨髓腔、营养血管和周围软组织的损伤[76]。同样会产生影响的因素还有骨折块固定的牢固程度、骨延长的距离和进行牵张的频率[76]。组织对于牵张的反应是其固有的，因此要积极维持全身代谢[84]。

休息期是指截骨术后到开始牵张之间的时间。休息期过短将造成成骨不良，而休息期过长又可能造成截骨端过早硬化愈合。根据截骨处造成的损伤程度不同，建议休息期为 0~14 天。

在牵张成骨期间，生理负荷和运动刺激是非常重要的[84]。当转运骨段与远端骨段接触时，可能需要清除接触端的纤维组织和进行松质骨植骨（接触端刺激）[89,91,92] 来加速接触端的愈合。为了缩短外固定架使用时间和减少相关并发症，还可以采用多节段延长和临时性接触端加压技术[93]。

10.1.3 关节融合术

对于难治性股骨远端骨不连，在使用其他方法治疗无效的情况下，膝关节融合术可能是一个较好的选择。手术指征通常是疼痛和不稳定：伸膝装置失效，干骺端大量骨缺损，轴线不稳和感染灶持续存在[94]。融合技术包括髓内钉、钢板、外固定和环形外固定架。当存在大量骨缺损时，可以考虑带血管蒂腓骨移植、大量异体骨植骨、骨水泥和牵张成骨。但即使如此，膝关节周围大量骨缺损仍然是极难治疗的[96-98]。在足部功能良好的基础上，膝关节融合较膝上截肢在步态周期中更加省力[95]。

即使采用两阶段疗法，髓内钉治疗感染的不足也被广泛认识到了[99,100]。在进行确定性治疗之前，Ilizarov 技术给祛除感染灶和改善软组织条件提供了更大的选择空间。同髓内钉和钢板比较，Ilizarov 技术的优点还包括：①早期负重；②根据愈合阶段的不同调整外固定架构型来改善力学参数；③跨融合端加压；④有效重建解剖轴和机械轴[101]。在应用这项技术时，由于笨重的外固定架给患者带来不适，针眼经常发生感染和松动，依从性差的患者更容易发生并发症，因此，甄选合适的病例显得尤为

必要。除此之外，在治疗的早期阶段，限制患肢负重虽然有利于软组织修复，但由此也可能导致深静脉血栓的发生率升高[102]。

10.2 胫骨

胫骨平台高能量骨折通常是钝性伤的结果，常常合并严重的软组织损伤，对其进行手术治疗充满了挑战，目前的手术技术并不能确保这类损伤始终获得满意的疗效。

手术操作需要细致的术前评估和高超的手术技巧。最常用于指导胫骨平台治疗方案的分型系统是 Schatzker 分型[13]。外科医生必须具备深厚的局部解剖学知识、内固定生物力学知识和骨折愈合病理生理方面的知识，应当针对患者的具体情况进行区别化处理，例如患者的年龄、伤前运动水平、合并症和期望值[103]。有关伤情的考虑还应当包括骨折的粉碎程度、关节面压缩、合并损伤和软组织损伤。很多研究表明，感染、骨不连/延迟愈合是两个最严重的并发症[13,103,104]。

骨质量好的年轻人发生单侧或双侧平台骨折，如果关节面粉碎不是太严重，通过目前的复位技术和内固定器材能够获得满意的疗效[104,105]。在任何情况下，即使关节面粉碎严重，年轻患者都要追求关节面解剖复位。这就需要外科医生采用传统手术方案（半月板下关节切开术，钢板和螺钉的数量决定于骨折类型），或有时也联合使用关节镜探查[106]。当皮肤、软组织条件不支持切开复位内固定术时，可以选用外固定架（大多是环形外固定架）来治疗[106,107]。外固定架大多用于 Schatzker Ⅴ/Ⅵ型骨折，其他类型的骨折要慎用[107]。

当患者有骨质疏松、高龄、双侧平台骨折、骨折端粉碎严重并且功能期望值较低时，关节面有限切开复位加环形外固定架可以是外科医生的良好选择[106]。但如果患者对针眼护理要求的依从性不高，全膝关节置换术后辅以功能性支具[106]会是更好的选择[107]。

不论内固定还是外固定，恰当的软组织处理都是所有治疗的前提。严重粉碎骨折合并不良的软组织条件是内固定的反指征，此时，即使对于年轻患者，环形外固定架将是更好的选择。

内固定的目的是坚强固定复位后的骨折块，允许肢体早期活动。尽管软组织得到了足够的重视，术前进行了良好的计划，术中采取了恰当的手术操作，胫骨平台的疗效较前有了提升，但并发症仍时有发生。Wyrsch 等[108]进行了一项回顾性随机研究，与 4 例接受外固定治疗的患者发生 4 个并发症相比，7 例接受内固定治疗的患者发生了 15 个并发症。

胫骨平台内固定术后发生感染的概率从 2%[109]到 11%[110]不等。保守治疗发生深静脉血栓的比例是 9%，而内固定术后发生此项并发症的比例是 6%[111]。

Lachiewicz 和 Funcik 报道[112]，43 例接受切开复位内固定的患者中，14 例患者要求取出内置物。合并伤口裂开和感染的内固定失效是灾难性的并发症，最终可能不得不进行二期膝关节融合。

与内固定相比较，联合使用闭合复位、有限内固定和外固定架固定，已经显示出了较低的感染发生率[113]。

股骨干骨折使用外固定架超过 2 周，发生感染的概率将明显增加。因此，建议在 2 周以内将外固定架改为内固定[114]。由于并不总是能在这个时间段内进行手术，外固定置针点必须远离后期可能的手术切口。为了防止外固定针进入关节囊而造成化脓性骨髓炎，入钉点应当距离关节面至少 14 mm[115]。Marsh 等于 1995 年报道，21 例胫骨平台骨折（20 例患者）接受了闭合复位、关节面骨折块间螺钉固定加半针外固定架治疗，术后 38 个月内，7 例患者发生了需要抗生素治疗的针眼感染，1 例患者发生化脓性骨髓炎进行了关节腔清创术[116]。

在另外一项对 14 例非典型 Schatzker Ⅰ型和Ⅱ型胫骨平台骨折的研究中，患者接受了内固定联合 Ilizarov 外固定治疗，术后 5 例患者发生了针道并发症，1 例发生了伤口裂开。这个结果提示，联合固定治疗复杂骨折，在不增加软组织损伤的同时，有良好的疗效[117]。

胫骨骨折并发症可以分为早期并发症（例如复位丢失，深静脉血栓和感染）和晚期并发症（例如骨不连，畸形愈合，内固定失效，创伤性关节炎和慢性感染）。早期并发症主要由生物性因素导致，而晚期并发症则多与机械因素有关。

10.2.1 感染
伤口问题引发的深部感染常是灾难性的，但我们往往低估胫骨近端软组织封套的损伤。在皮肤挫伤部位做切口，或为了放置内植物而进行广泛剥离，都有可能导致早期伤口裂开和深部感染[13,109,119-121]。

在一项有关移位平台骨折切开复位的回顾性研究中，19 例 AO-Muller 41.B3 型（Schatzker Ⅱ型）病例中，6 例（32%）发生了感染；而 8 例 AO-Muller 41.B3.3 型（Schatzker Ⅳ型）病例中，7 例发生了感染。一旦发生了感染（平均 5 例），则需要二次手术[119]。

Yang 等[122] 对 44 例胫骨近侧干骺端粉碎型骨折（Schatzker Ⅵ型）进行了研究，发现 6 例患者发生了深部感染（13.63%）。

缩短手术时间、有限剥离骨膜和尽量保留粉碎骨折片上的软组织附着，可能有助于减少此类并发症的发生。一些手术技巧也可以进一步减少软组织血供破坏、伤后裂开和深部感染的可能性，它们包括：使用股骨牵开器进行间接复位，韧带复位术，使用经皮复位钳、小型内植物和经皮空心螺钉[54,123]。

CT 在术前准备中很重要，可以用它来确定关键区域，切口选择、内植物准备（螺钉和钢板）和判断是否需要植骨等。

Mikulak 等对 24 例 Schatzker Ⅵ型患者进行了有限内固定加细针外固定架的治疗，随访 12 个月以上，只有 1 例患者发生了化脓性关节炎，2 例患者发生了针眼感染[124]。

一旦发生伤口裂开，应当积极及时地进行手术治疗。必须对所有活力低下和缺乏血供的碎骨片和软组织进行清创冲洗。为了预防化脓性关节炎和软骨坏死，应该对膝关节进行仔细检查和认真冲洗。深部感染一旦形成脓肿，应该切开引流，二期关闭伤口。关闭伤口时常需刃厚皮片植皮。如果窦道内没有脓液，在进行了清创冲洗术以后，有时可以通过负压引流来关闭创面。在以上两个方案当中，都应该静脉注射对致病菌敏感的抗生素 3~6 周[118,119]。

使用抗生素的持续时间应当参考伤口的临床表现，感染的实验室指标（血沉，C 反应蛋白和白细胞计数）和细菌培养报告。

感染发生后，能够维持骨折端稳定的内植物应当保留；而发生松动的内植物则应当取出，更换为外固定架固定。当感染征象消失以后，如果发生骨延迟愈合，则应当进行植骨。脓毒血症后进行内固定翻修需要丰富的经验并进行认真评估[118,119]。

10.2.2 畸形愈合与骨不连

胫骨平台骨折术后可能发生关节面塌陷、干骺端旋转等畸形愈合[116]。坚强固定通常可以减少这类并发症的发生。如果机械轴发生了偏移，应当采用截骨术来矫正力线。如果老年人发生了涉及关节面的畸形愈合，全膝关节置换术可能是最好的选择。在一些时候，大的关节骨块移位将导致关节面复位丢失，此时，应当及早进修翻修固定，尤其是在这种移位导致了关节不稳的情况下；晚期翻修将困难重重。

由于血供丰富和富含松质骨，低能量损伤所致的胫骨平台骨折很少发生骨不连。骨不连常见于 Schatzker Ⅵ型的患者当中，常见发生部位位于干骺端。骨不连常常是严重粉碎、固定不稳定、植骨失败、内固定失效和感染的结果。在 Weiner 等[125] 一项为期 2 年的回顾性研究当中，50 个胫骨近端骨折（48 例患者）接受了有限内固定联合外固定架固定，4% 的患者发生了骨不连需要进行植骨。由于受到早期手术、软组织瘢痕、位置接近膝关节（滑囊积液）、原发 / 继发骨质疏松的影响，骨不连的治疗并不简单。

骨质好的无菌性骨不连患者，应当翻修内固定并进行植骨来纠正力学缺陷。对于骨质疏松的患者，治疗方案应当个体化。单独使用内固定和外固定，或联合使用两者都是可以的。感染性骨不连需要尽早对不良或坏死的组织进行彻底清创，必要时使用抗生素链珠、游离或旋转组织瓣以及外固定架。

10.3 髌骨

髌骨骨折发生率大约为（1.2~6.1）/100 000 人[126,127]。瑞士流行病学统计数据表明，最近 30 年来髌骨骨折的发生率呈现上升趋势[128]。内固定术后膝关节僵硬和内植物相关性不适是最主要的并发症。尽管内植物失效和骨不连相对来说并不经常发生，但内植物相关性不适始终是主要并发症，并常常需要进一步的处理[129]。

髌骨切开复位内固定术后内植物取出率从 0%

至 60%[129] 不等。这样大的变动范围使得二次手术和并发症的真实发生率无法统一。Christopher 等[130] 估计二次手术、感染和骨不连的发生率分别为 33.6%、3.2% 和 1.9%。这个结果同之前的一项大宗非系统性回顾研究结果一致[131]。该项研究提示：年龄、性别、手术技术和发表日期，对二次手术率、感染发生率和骨不连发生率的影响，没有统计学意义[132-137]。

另外一项研究表明，髌骨骨折骨不连和 / 或延迟愈合的发生率较低，为 2.7%~12.5%[138]。但此类并发症的治疗并不轻松。制定治疗方案时要考虑以下因素：患者的功能要求，骨不连的原因，全髌骨切除术的潜在影响和生物力学影响，后期重建术所需要的伸膝装置完整性。

髌骨对于恢复伸膝装置的重要性已被充分证实，因此，尽量不要选择髌骨切除。

治疗髌骨骨不连和延迟愈合是极其困难的，相关操作仅在有限的文献报道中提到过。不仅如此，治疗髌骨骨不连和延迟愈合的手术操作连 CPT （current procedural terminology）计费编码都没有。由于这类并发症较为罕见，无论保留髌骨或切除髌骨都让人左右为难。

在一项对 246 例髌骨骨折采取保守治疗的研究中，Bostrom[139] 发现，89% 的患者没有疼痛或不适，91% 的患者功能正常或仅有轻度丢失，超过 90% 的患者膝关节活动度为 0°~120°。手术（切开复位内固定，部分或完全髌骨切除术）是治疗的主流。

早在 1919 年就有了关于保留髌骨的报道[140]。保留髌骨可以避免髌骨切除术带来的不良后果。这些不良后果包括膝关节活动度丢失大于 18°，膝关节不稳，伸膝装置力量丢失 49% 和行走及爬楼时站立期屈曲转移相对缩短[141]。

Kaufer 报道[142]，进行髌骨切除术后，伸膝动作需要股四头肌提供额外 30% 的力量。这个力量超过了一些患者的能力，尤其是那些长期患有关节疾病的患者、老年人、对功能要求较高的人和术前就存在伸膝无力的患者。髌骨前方张力带钢丝在大约 86% 的患者中显示了良好的功能重建效果和很低的并发症发生率[133,143]。常见的并发症包括感染、关节僵硬、内植物相关性不适、再发骨折、延迟愈合或不愈合。

发生髌骨骨不连或延迟愈合的患者，如果对功能要求不高，膝关节功能大多数都能满足他们的日常生活需要而只伴有轻度症状。但这类患者由于膝关节力量减弱，很难参加重体力劳动或体育运动。

导致髌骨骨折骨不连或延迟愈合的危险因素仍然不明确。但包括开放横行骨折，保守治疗制动不良在内的一些因素常常与此有关。开放性骨折与骨不连之间关系密切。Torchia 和 Lewallen[136] 报道 28 例开放性髌骨骨折进行切开复位内固定治疗后 2 例患者（7%）发生了骨不连。

Klassen 和 Trousdale[138] 报道 19 例髌骨骨折中 4 例（21%）为开放骨折。髌骨开放性骨折发生于高能量损伤当中，导致严重软组织损伤、伸膝装置破坏和髌股关节面损伤。Satku、Kumar[144] 和 Uvraj 等[145] 指出，他们的患者当中 90% 的病例接受了保守治疗。制动不良是骨折愈合不良的明确原因。大部分研究当中没有记录骨折初始移位程度的信息，因此，骨不连或延迟愈合与骨折块移位程度之间的关系无法进行分析。

Satku 和 Kumar[144] 指出，对髌骨骨不连进行制动和前方张力带钢丝固定后，还需要进行额外的固定。连接近端骨折块与胫骨的张力环可以在膝关节活动过程中起到保护髌骨前方张力带的作用。3 例患者当中的 2 例在术后 2 年发生了低位髌骨。理论上来说，随时间逐渐短缩的髌韧带导致了低位髌骨的发生，并改变了膝关节的生物力学。髌韧带区域额外的固定物，尽管在早期功能锻炼阶段扮演了内支具的角色，但也给已经短缩了的髌韧带施加了额外的短缩力。

Klassen 和 Trousdale[138] 报道，对髌骨骨不连的患者进行保守治疗后，平均可获得 72 分的 KS （Knee Society）评分、78 分的功能评分，平均膝关节活动度为 127°。进行手术治疗后，平均 KS 评分从 82 分上升到 94 分，功能评分从 80 分提升到 93 分，但平均膝关节活动度却从 112° 减小到 109°。所有保守治疗的患者始终呈现骨不连的 X 影像，而手术治疗的患者只有 1 例没有愈合。

Uvaraj 等[145] 报道，22 例髌骨骨不连或延迟愈合的患者接受手术治疗后进行 Bostman 评分，20 例获得了优良的结果。2 例患者疗效不佳是由于感染、内植物失效和关节僵硬。作者在文中指出，大部分这类患者治疗起来很困难，先上环扎钢丝，然后再上前方张力带钢丝可以使操作变得容易一些。当张力带钢丝固定好后，便可拆除环扎钢丝。所有病例都没有必要进行股四头肌成形术来复位骨折块。

当髌骨无法重建的时候，可能需要进行部分或全髌骨切除术。Klassen 和 Trousdale[138] 建议，当骨折类型或骨折片大小不能满足内固定要求时，应当进行部分或全髌骨切除术。

文献中没有给出进行植骨的具体推荐意见。Klassen 和 Trousdale[138] 报告了 2 例植骨的病例，但并没有给出之所以进行这项操作的背景资料。

有关髌骨骨折骨不连和延迟愈合后发生骨性关节炎的发生率尚没有统一的认识。Sorensen[146] 指出，发生髌股关节炎的风险似乎与保守或手术治疗骨折有关。Bostrom[139] 认为，髌股关节炎的发生率并不随骨不连、延迟愈合和髌骨变大而增加。他同时也指出，关节面台阶 ≥ 1 mm 的病例中，骨性关节炎更加常见。

骨性关节炎的发生主要与初始创伤对关节软骨造成的损伤有关。Mehdi 等 [147] 对 203 例接受张力带钢丝治疗的髌骨骨折进行了研究，结果发现 17 例（8.5%）患者出现了髌股关节炎。

髌骨骨折发生骨不连和延迟愈合的概率虽然不高，但开放骨折、制动不足和初始骨折类型应当引起外科医生的警惕。功能要求不高的患者可以选择保守治疗，而需要进行重体力劳动或体育运动的患者则通常需要选择切开复位内固定。手术对于重建伸肌装置的完整功能至关重要。张力带钢丝适用于对髌骨骨折有重建需求的患者。髌骨部分切除术或全切除术适用于髌骨下极小片骨折或无法进行有效内固定的病例。髌骨骨折骨不连和延迟愈合的治疗策略，仍需要前瞻、随机、多中心的研究来确定（图 10.1~10.5）。

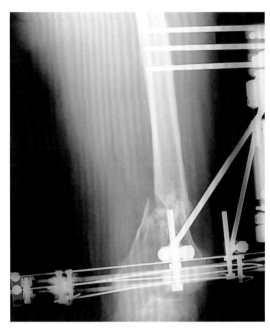

图 10.1 53 岁男性，肥胖症、糖尿病、重体力工人，因骶髂关节脱位 1 个月合并恶性室性心律失常自基层医院转入。合并左股骨远端开放性骨折，AO 33-C1，当地医院给予闭合复位组合外固定架固定。膝关节活动度约 40° -10° -10°

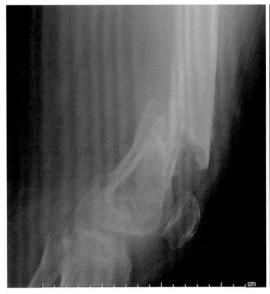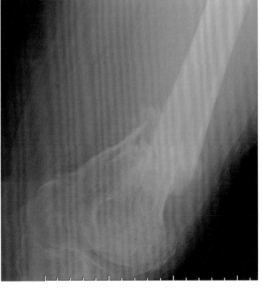

图 10.2 伤后 6 个月，X 线片未见愈合征象，骨折端存在反常活动。为获得骨伤口愈合，拆除外固定架，石膏固定患肢 45 天

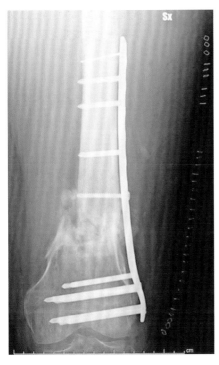 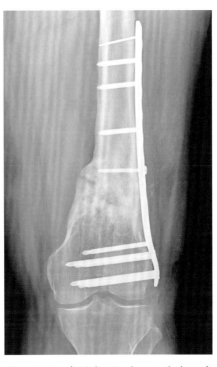 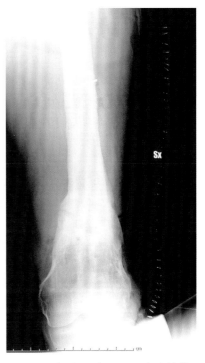

图 10.3　骨不连端切开清创、复位、4.5 mm LISS 钢板加压固定。手术当中同期进行了关节外关节松解术，关节活动度恢复到 130° -5° -5°。术后 2 天拔出引流后开始患肢负重

图 10.4　二次手术后 6 个月。患者无疼痛弃拐行走，活动度 100° -5° -5°，轻微跛行

图 10.5　术后 15 个月。取出内植物，术中直视见骨痂完全愈合。患者无痛弃拐行走，关节活动度 100° -5° -5°，无跛行

参·考·文·献

[1] Watson-Jones R (1957) Fractures and joint injuries. Williams & Wilkins, Baltimore.

[2] Bolhofner BR, Carmen B, Clifford P (1996) The results of open reduction and internal fixation of distal femur fractures using a biologic (indirect) reduction technique. J Orthop Trauma 10: 372–377.

[3] Henry SL, Trager S, Green S et al (1991) Management of supracondylar fractures of the femur with the GSH intramedullary nail: preliminary report. Contemp Orthop 22: 631–640.

[4] Tscherne H (1991) Femoral shaft and distal femur. In: Muller ME, Allgower M, Schneider R et al (eds) Manual of internal fixation. Springer, Berlin, pp 548–552.

[5] Benum P (1977) The use of bone cement as an adjunct to internal fixation of supracondylar fractures of osteoporotic femurs. Acta Orthop Scand 48: 52–56.

[6] Chiron HS, Tremoulet J, Casey P et al (1974) Fractures of the distal third of the femur treated by internal fixation. Clin Orthop 100: 160–170.

[7] Connolly JF, Dehne E, Lafollette B (1973) Closed reduction and early cast-brace ambulation in the treatment of femoral fractures: Ⅱ. Results in one hundred and forty-three fractures. J Bone Joint Surg Am 55: 1581–1599.

[8] Connolly JF, King P (1973) Closed reduction and early cast-brace ambulation in the treatment of femoral fractures: Ⅰ. An in vivo quantitative analysis of immobilization in skeletal traction and a cast brace. J Bone Joint Surg Am 55: 1559–1580.

[9] Halpenny J, Rorabeck CH (1984) Supracondylar fractures of the femur: results of treatment of sixty-one patients. Can J Surg 27: 606–609.

[10] Healy WL, Brooker AFJ (1983) Distal femoral fractures: comparison of open and closed methods of treatment. Clin Orthop 174: 166–171.

[11] Mooney V, Nickel VL, Harvey JPJ et al (1970) Castbrace treatment of fractures of the distal part of the femur: a prospective controlled study of one hundred and fifty patients. J Bone Joint Surg Am 52: 1563–1578.

[12] Neer CS, Grantham SA, Shelton ML (1967) Supracondylar fracture of the adult femur: a study of one hundred and ten cases. J Bone Joint Surg Am 49: 591–613.

[13] Schatzker J, Home G, Waddell J (1974) The Toronto experience with the supracondylar fracture of the femur, 1966–72. Injury 6: 113–128.

[14] Schatzker J, Lambert DC (1979) Supracondylar fractures of the femur. Clin Orthop 138: 77–83.

[15] Scuderi C, Ippolito A (1952) Nonunion of supracondylar fractures of the femur. J Int Coll Surg 17: 1–18.

[16] Seinsheimer F (1980) Fractures of the distal femur. Clin Orthop 169–179.

[17] Slatis P, Ryoppy S, Huittinen VM (1971) AOI osteosynthesis of fractures of the distal third of the femur. Acta Orthop Scand 42: 162–172.

[18] Stewart MJ, Sisk TD, Wallace SL (1966) Fractures of the distal third of the femur: a comparison of methods of treatment. J Bone Joint Surg Am 48: 784–807.

[19] Weil GC, Kuehner HG, Henry JP (1936) The treatment of 278 consecutive fractures of the femur. Surg Gynecol Obstet 62: 435–441.

[20] Funsten RV, Lee RW (1945) Healing time in fracture of the shafts of the tibia and femur. J Bone Joint Surg Am 27: 395–400.

[21] Kessler SB, Hallfeldt KK, Perren SM et al (1986) The effects of reaming and intramedullary nailing on fracture healing. Clin Orthop 212: 18–25.

[22] Schandelmaier P, Partenhemer A, Koanemann B et al (2001) Distal femoral fractures and LISS stabilisation. Injury 32: SC 55–63.

[23] Kanabar P, Kumar V, Owen PJ, Rushton N (2007) Less invasive stabilisation system plating for distal femoral fractures. J Orthop Surg 15: 299–302.

[24] Schatzker J (1998) Fractures of the distal femur revisited. Clin Orthop Relat Res 347: 43–56.

[25] Apostolou CD, Papavasiliou AV, Aslam N et al (2005) Preliminary results and technical aspects following stabilisation of fractures around the knee with liss. Injury 36: 529–36.

[26] Syed AA, Agarwal M, Giannoudis PV et al (2004) Distal femoral fractures: long-term outcome following stabilisation with the LISS. Injury 35: 599–607.

[27] Wiss D, Watson J, Johnson E (1996) Fractures of the knee. In: Rockwood CA, Green DP, Bucholz RW et al (eds) Rockwood and Green's fractures in adults. Lippincott-Raven, Philadelphia, pp 1919–99.

[28] Mize RD, Bucholz RW, Grogan DP (1982) Surgical treatment of displaced, comminuted fractures of the distal end of the femur. J Bone Joint Surg 64A: 871.

[29] Ali F, Saleh M (2000) Treatment of isolated complex distal femoral fractures by external fixation. Injury 31(3): 139–46.

[30] Danziger MB, Caucei D, Zecher SB, Segal D, Covall DJ (1995) Treatment of intercondylar and supracondylar distal femoral fractures using the GSH supracondylar nail. Am J Orthop 24(9): 684–90.

[31] Zickel RE (1988) Non-union of fractures of the proximal and distal thirds of the shaft of the femur. Instruct Course Lect 37: 173–9.

[32] Altenberg AR, Shorkey RL (1949) Blade plate fixation in non-union and complicated fractures of the supracondylar region of the femur. J Bone Joint Surg 31A: 312–6.

[33] Chapman MW, Finkemeiere CG (1999) Treatment of supracondylar nonunions of the femur with plate fixation and bone graft. J Bone Joint Surg 81A: 1217–28.

[34] Bellabarba C, Ricci WM, Bolhofner BR (2002) Indirect reduction and plating of distal femoral nonunions. J Orthop Trauma 16: 287–296.

[35] Haidukewych GJ, Berry DJ, Jacofsky DJ, Torchia ME (2003) Treatment of supracondylar femur nonunions with open reduction and internal fixation. Am J Orthop 32: 564–567.

[36] Wang JW, Weng LH (2003) Treatment of distal femoral nonunion with internal fixation, cortical allograft struts, and autogenous bonegrafting. J Bone Joint Surg Am 85-A: 436–440.

[37] Wu CC, Shih CH (1995) Distal femoral non-union treated with interlocking nailing. J Trauma 31(12): 1659–62.

[38] Mc Laren AC, Blokker CP (1991) Locked intramedullary fixation for metaphyseal malunion and non-union. Clin Orthop 265: 253–60.

[39] Kempf I, Grosse A, Rigaut P (1986) The treatment of noninfected pseudo-arthrosis of the femur and tibia with locked intramedullary nailing. Clin Orthop 212: 142–54.

[40] Koval KJ, Seligson D, Rosen H, Fee K (1995) Distal femoral nonunion: treatment with a retrograde inserted locked intramedullary nail. J Orthop Trauma 9(4): 285–91.

[41] Beall MS, Nebel E, Bailey RW (1979) Transarticular fixation is the treatment of non-union of supracondylar fractures of the femur: a salvage procedure. J Bone Joint Surg 61A: 1018–23.

[42] Moore TJ, Watson T, Green SA et al (1987) Complications of surgically treated supracondylar fractures of the femur. J Trauma 27(4): 402–6.

[43] Marsh JL, Nepola JV, Meffert R (1992) Dynamic external fixation for stabilisation of nonunions. Clin Orthop 278: 200–6.

[44] Di Pasquale D, Gage Ochsner M, Kelly AM, Murphy MD (1994) The Ilizarov method for complex fracture nonunions. J Trauma 37(4): 629–34.

[45] Catagni M (1991) Classification and treatment of nonunions. In: Maiocchi AB, Aronson J (eds) Operative principles of Ilizarov. Williams and Wilkins, Baltimore.

[46] Mandt PR, Gershuni DH (1987) Treatment of nonunion of fractures in the epiphyseal–metaphyseal region of long bones. J Orthop Trauma 1(2): 141–51.

[47] Charnley J, Baker SL (1952) Compression arthrodesis of the knee. A clinical and histological study. J Bone Joint Surg 34B: 187–99.

[48] Zum Brunnen C, Brindley H (1968) Nonunion of long bones. Analysis of 144 cases. J Am Med Assoc 203: 637.

[49] Saleh M (1992) Non-union surgery Part I. Basic principles of management. Intl J Orthop Trauma 2: 4–18.

[50] Freedman EL, Hak DJ, Johnson EE et al (1995) Total knee replacement including a modular distal femoral component in elderly patients with acute fracture or nonunion. J Orthop Trauma 9: 231–237.

[51] Olerud S (1972) Operative treatment of supracondylar– condylar fractures of the femur: technique and results in fifteen cases. J Bone Joint Surg Am 54: 1015–1032.

[52] Mahorner HR, Bradburn M (1933) Fractures of the femur: report of three hundred and eight cases. Surg Gynecol Obstet 56: 1066–1079.

[53] Kinast C, Bolhofner BR, Mast JW et al (1989) Subtrochanteric fractures of the femur: results of treatment with the ninety-five degrees condylar blade-plate. Clin Orthop 238: 122–130.

[54] Mast J, Jakob R, Ganz R (1989) Planning and reduction technique in fracture surgery. Springer, Berlin.

[55] Pritchett JW (1984) Supracondylar fractures of the femur. Clin Orthop 184: 173–177.

[56] Rosen H (1979) Compression treatment of long bone

pseudarthroses. Clin Orthop 138: 154–166.

[57] Cove JA, Lhowe DW, Jupiter JB et al (1997) The management of femoral diaphyseal nonunions. J Orthop Trauma 11: 513–520.

[58] McLaren AC, Blokker CP (1991) Locked intramedullary fixation for metaphyseal malunion and nonunion. Clin Orthop 265: 253–260.

[59] Shahcheraghi GH, Doroodchi HR (1993) Supracondylar fracture of the femur: closed or open reduction? J Trauma 34: 499–502.

[60] Solheim K, Vaage S (1973) Delayed union and nonunion of fractures: clinical experience with the ASIF method. J Trauma 13: 121–128.

[61] Tarr RR, Wiss DA (1986) The mechanics and biology of intramedullary fracture fixation. Clin Orthop 212: 10–17.

[62] Fankhauser F, Gruber G, Schippinger G et al (2004) Minimal-invasive treatment of distal femoral fractures with the LISS (less invasive stabilization system). Acta Orthop Scand 75: 56–60.

[63] Frigg R, Appenzeller A, Christensen R et al (2001) The development of the distal femur less invasive stabilization system (LISS). Injury 32: SC 24–31.

[64] Muller ME, Allgower M, Schneider R, Willenegger H (1990) Manual of Internal fixation. Techniques reommended by the AOASIF Group. Springer, New York.

[65] Marti A, Fankhauser C, Frenk A et al (2001) Biomechanical evaluation of the less invasive stabilization system for the internal fixation of distal femur fractures. J Orthop Trauma 15: 482.

[66] Bong MR, Egol KA, Koval KJ et al (2002) Comparison of the LISS and a retrograde inserted supracondylar intramedullary nail for fixation of a periprosthetic distal femur fracture proximal to a total knee arthroplasty. J Arthroplasty 17: 876–81.

[67] Zlowodzki M, Williamson S, Cole PA et al (2004) Biomechanical evaluation of the less invasive stabilization system, angled blade plate, and retrograde intramedullary nail for the internal fixation of distal femur fractures. J Orthop Trauma 18: 494–502.

[68] Karnezis IA, Miles AW, Cunningham JL, Learmonth ID (1998) "Biological" internal fixation of long bone fractures: a biomechanical study of a "noncontact" plate system. Injury 29(9): 689–695.

[69] Schutz M, Sudkamp NP (2003) Revolution in plate osteosynthesis: new internal fixator systems. J Orthop Sci 8(2): 252–258.

[70] Marsh DR, Shah S, Elliott J et al (1997) The Ilizarov method in nonunion, malunion and infection of fractures. J Bone Joint Surg Br79: 273–279.

[71] Siliski JM, Mahring M, Hofer HP (1989) Supracondylar-intercondylar fractures of the femur: treatment by internal fixation. J Bone Joint Surg Am 71: 95–104.

[72] Mast JW, Teitge RA, Gowda M (1990) Preoperative planning for the treatment of nonunions and the correction of malunions of the long bones. Orthop Clin North Am 21: 693–714.

[73] Ali F, Saleh M (2002) Treatment of distal femoral non-unions by external fixation with simultaneous length and alignment correction. Injury 33: 127–34.

[74] Johnson KD, Hicken G (1987) Distal femoral fractures. Orthop Clin North Am 18: 115–32.

[75] Webb LX (2001) Bone defect non-union of the lower extremity. Tech Orthop 164: 387–97.

[76] Ilizarov GA (1992) Transosseous osteosynthesis. Theoretical and clinical aspects of the regeneration and growth of tissue. Springer, Berlin.

[77] Ilizarov GA (1971) Osnovnye printsipy chreskostnogo kompressionnogo i distraktsionnogo osteosinteza. Orthop Traumatol Protez 32: 7–15.

[78] Ilizarov GA (1989) Fractures and nonunions. In: Coombs R, Green S, Sarmiento A (eds) External fixation and functional bracing. Aspen, London, pp 347–357.

[79] Ilizarov GA (1989) Fractures and nonunions. In: Coombs R, Green S, Sarmiento A (eds) External fixation and functional bracing. Aspen, London, pp 249–281.

[80] Ilizarov GA (1989) The tension-stress effect on the genesis and growth of tissues: Ⅰ. The influence of stability of fixation and soft-tissue preservation. Clin Orthop 238: 249–281.

[81] Ilizarov GA (1989) The tension-stress effect on the genesis and growth of tissues: Ⅱ. The influence of the rate and frequency of distraction. Clin Orthop 238: 263–285.

[82] Paley D, Chaudray M, Pirone AM et al (1990) Treatment of malunions and mal-nonunions of the femur and tibia by detailed preoperative planning and the Ilizarov techniques. Orthop Clin North Am 21: 667–691.

[83] Saleh M, Royston S (1996) Management of nonunion of fractures by distraction with correction of angulation and shortening. J Bone Joint Surg Br 78: 105–109.

[84] Association for the Study and Application of the Method of Ilizarov Group: non-union of the femur (1991) In: Bianchi-Maiocchi A, Aronson J (eds) Operative principles of Ilizarov. Fracture treatment, non-union, osteomyelitis, lengthening, deformity correction. Williams and Wilkins, Baltimore.

[85] Aronson J, Johnson E, Harp JH (1989) Local bone transportation for treatment of intercalary defects by the Ilizarov technique. Biomechanical and clinical considerations. Clin Orthop Relat Res 243: 71–9.

[86] Cattaneo R, Catagni M, Johnson EE (1992) The treatment of infected nonunions and segmented defects of the tibia by the methods of Ilizarov. Clin Orthop Relat Res 280: 143–52.

[87] Dendrinos GK, Kontos S, Lyritis E (1995) Use of the Ilizarov technique for treatment of non-union of the tibia associated with infection. J Bone Joint Surg Am 77: 835–46.

[88] Song HR, Kale A, Park HB, Koo KH, Chae DJ, Oh CW et al (2003) Comparison of internal bone transport and vascularized fibular grafting for femoral bone defects. J Orthop Trauma 17: 203–11.

[89] Barbarossa V, Matkovic BR, Vucic N, Bielen M, Gluhinic M (2001) Treatment of osteomyelitis and infected non-union of the femur by a modified Ilizarov technique: follow-up study. Croat Med J 42: 634–41.

[90] Gualdrini G, Stagni C, Fravisini M, Giunti A (2002) Infected nonunion of the femur. Chir Organ Mov 87: 225–33.

[91] Paley D (1990) Problems, obstacles, and complications of limb lengthening by the Ilizarov technique. Clin Orthop Relat Res 250: 81–104.

[92] Theis JC, Simpson H, Kenwright J (2000) Correction of complex lower limb deformities by the Ilizarov technique: an audit of

complications. J Orthop Surg (Hong Kong) 8: 67–71.

[93] Shevtsov V, Popkov A, Popkov D, Prevot J (2001) Reduction of the period of treatment for leg lengthening. Technique and advantages [in French]. Rev Chir Orthop Reparatrice Appar Mot 87: 248–56.

[94] Conway JD, Mont MA, Bezwada HP (2004) Arthrodesis of the knee. J Bone Joint Surg Am A 86: 835–48.

[95] Waters RL, Perry J, Antonelli D, Hislop H (1976) Energy cost of walking of amputees: the influence of the level of amputation. J Bone Joint Surg Am 58: 42–6.

[96] Tokizaki T, Abe S, Tateishi A, Hirose M, Matsushita T (2004) Distraction osteogenesis for knee arthrodesis in infected tumour prostheses. Clin Orthop Relat Res 424: 166–72.

[97] De Pablos J, Barrios C, Canadell J (1991) Leg lengthening by distraction through the callus of an arthrodesis. J Bone Joint Surg Br 73: 458–60.

[98] Rozbruch SR, Ilizarov S, Blyakher A (2005) Knee arthrodesis with simultaneous lengthening using the Ilizarov method. J Orthop Trauma 19: 171–9.

[99] Rand JA (1993) Alternatives to reimplantation for salvage of the total knee arthroplasty complicated by infection. J Bone Joint Surg Am 75: 282–9.

[100] Vlasak R, Gearen PF, Petty W (1995) Knee arthrodesis in the treatment of failed total knee replacement. Clin Orthop Relat Res 321: 138–44.

[101] Salem K, Kinzl L, Schmelz A (2006) Circular external fixation in knee arthrodesis following septic trauma sequelae. J Knee Surg 19: 99–104.

[102] Kinik H (2009) Knee arthrodesis with Ilizarov's bone transport method for large infected periarticular defects: a report of three cases. J Trauma 67: E213–9.

[103] Lansinger O, Bergman B, Korner L, Andersson GB (1986) Tibial condylar fractures. A twenty-year follow- up. J Bone Joint Surg Am 68(1): 13–9.

[104] Rasmussen PS (1973) Tibial condylar fractures. Impairment of knee joint stability as an indicator for surgical treatment. J Bone Joint Surg Am 55(7): 1331–50.

[105] Behrens FF (1993) Knee and leg, bone trauma. In: Frymoyer J (ed) Orthopaedic knowledge update-4. Academy of Orthopaedic Surgeons, Rosemont, pp 579–92.

[106] Decoster TA, Nepola JV, el-Khoury GY (1988) Cast brace treatment of proximal tibial plateau fractures. Ten year follow-up study. Clin Orthop 231: 196–204.

[107] Behrens FF (1989) General theory and principles of external fixation. Clin Orthop 241: 15–23.

[108] Wyrsch B, McFerran MA, McAndrew M et al (1996) Operative treatment of fractures of the tibial plateau. A randomized, prospective study. J Bone Joint Surg Am 78(11): 1646–57.

[109] Wadell AP, Johnston DWC, Meidre A (1981) Fractures of tibial plateau, a review of 95 patients and comparison of treatment methods. J Trauma 2: 376–81.

[110] Muller ME, Allgower M, Schneider R, Willenegger H (1992) Manual der Osteosynthese. Springer, New York/Berlin/ Heidelberg.

[111] Tscherne H, Lobenhoffer P (1993) Tibial plateau fractures, management and expected results. Clin Orthop 292: 87–100.

[112] Lachiewicz PF, Funcik T (1990) Factors influencing the results of open reduction and internal fixation of tibial plateau fractures. Clin Orthop 259: 210–5.

[113] Dendrinos GK, Kontos S, Katsenis D, Dalas A (1996) Treatment of high-energy tibial plateau fractures by the Ilizarov Circular Fixator. J Bone Joint Surg Br 78(5): 710–7.

[114] Harwood PJ, Giannoudis PV, Probst C, Krettek C, Pape HC (2006) The risk of local infective complications after damage control procedures for femoral shaft fracture. J Orthop Trauma 20(3): 181–9.

[115] Reid JS, Van Slyke MA, Moulton MJ, Mann TA (2001) Safe placement of proximal tibial transfixation wires with respect to intracapsular penetration. J Orthop Trauma 15(1): 10–7.

[116] Marsh JL, Smith ST, Do TT (1995) External fixation and limited internal fixation for complex fractures of the tibial plateau. J Bone Joint Surg Am 77(5): 661–73.

[117] Watson JT, Coufal C (1998) Treatment of complex lateral plateau fractures using Ilizarov techniques. Clin Orthop 353: 97–106.

[118] Oestern HJ, Tscherne H (1983) Pathophysiology and classification of soft tissue damage in fractures. Orthopade 12(1): 2–8.

[119] Young MJ, Barrack RL (1994) Complications of internal fixation of tibial plateau fractures. Orthop Rev 23: 149–54.

[120] Fernandez DL (1988) Anterior approach to the knee with osteotomy of the tibial tubercle for bicondylar tibial plateau fractures. J Bone Joint Surg Am 70(2): 208–19.

[121] Mallik AR, Covall DJ, Whitelaw GP (1992) Internal versus external fixation of bicondylar tibial plateau fractures. Orthop Rev 21(12): 1433–6.

[122] Yang EC, Weiner L, Strauss E et al (1995) Metaphyseal dissociation fractures of the proximal tibia. An analysis of treatment and complications. Am J Orthop 244: 695–704.

[123] Muller ME, Nazarian S, Koch P et al (1990) The comprehensive classification of fractures and long bones. Springer, New York.

[124] Mikulak SA, Gold SM, Zinar DM (1998) Small wire external fixation of high energy tibial plateau fractures. Clin Orthop 356: 230–8.

[125] Weiner LS, Kelley M, Yang E et al (1995) The use of combination internal fixation and hybrid external fixation in severe proximal tibia fractures. J Orthop Trauma 9(3): 244–50.

[126] van Staa TP, Dennison EM, Leufkens HG, Cooper C (2001) Epidemiology of fractures in England and Wales. Bone 29: 517–522.

[127] Yang NP, Chan CL, Yu IL, Lee CY, Chou P (2010) Estimated prevalence of orthopaedic fractures in TaiwanVa cross-sectional study based on nationwide insurance data. Injury 41: 1266–1272.

[128] Bengner U, Johnell O, Redlund-Johnell I (1986) Increasing incidence of tibia condyle and patella fractures. Acta Orthop Scand 57: 334–336.

[129] Melvin JS, Mehta S (2011) Patellar fractures in adults. J Am Acad Orthop Surg 19: 198–207.

[130] Dy CJ, Little MT, Berkes MB, Ma Y, Roberts TR, Helfet DL, Lorich DG (2012) Meta-analysis of reoperation, nonunion, and

infection after open reduction and internal fixation of patella fractures. J Trauma Acute Care Surg 73(4): 928–32.

[131] Warriner AH, Patkar NM, Curtis JR, et al (2011) Which fractures are most attributable to osteoporosis? J Clin Epidemiol 64: 46–53.

[132] Bostman O, Kiviluoto O, Nirhamo J (1981) Comminuted displaced fractures of the patella. Injury 13: 196–202.

[133] Bostman O, Kiviluoto O, Santavirta S, Nirhamo J, Wilppula E (1983) Fractures of the patella treated by operation. Arch Orthop Trauma Surg 102: 78–81.

[134] Hung LK, Chan KM, Chow YN, Leung PC (1985) Fractured patella: operative treatment using the tension band principle. Injury 16: 343–347.

[135] Wu CC, Tai CL, Chen WJ (2001) Patellar tension band wiring: a revised technique. Arch Orthop Trauma Surg 121: 12–16.

[136] Torchia ME, Lewallen DG (1996) Open fractures of the patella. J Orthop Trauma 10: 403–409.

[137] Saltzman CL, Goulet JA, McClellan RT, Schneider LA, Matthews LS (1990) Results of treatment of displaced patellar fractures by partial patellectomy. J Bone Joint Surg Am 72: 1279–1285.

[138] Klassen JF, Trousdale RT (1997) Treatment of delayed and nonunion of the patella. J Orthop Trauma 11(3): 188–194.

[139] Boström A (1974) Longitudinal fractures of the patella. Reconstr Surg Traumatol 14: 136–146.

[140] Albee FH (1919) Ununited fracture of the patella and of the olecranon. Surg Gynecol Obstet 28: 422.

[141] Sutton FS Jr, Thompson CH, Lipke J, Kettelkamp DB (1976) The effect of patellectomy on knee function. J Bone Joint Surg Am 58(4): 537–540.

[142] Kaufer H (1971) Mechanical function of the patella. J Bone Joint Surg Am 53(8): 1551–1560.

[143] Nummi J (1971) Operative treatment of patellar fractures. Acta Orthop Scand 42(5): 437–438.

[144] Satku K, Kumar VP (1991) Surgical management of non-union of neglected fractures of the patella. Injury 22(2): 108–110.

[145] Uvaraj NR, Mayil Vahanan N, Sivaseelam A, Mohd Sameer M, Basha IM (2007) Surgical management of neglected fractures of the patella. Injury 38(8): 979–983.

[146] Sorensen KH (1964) The late prognosis after fracture of the patella. Acta Orthop Scand 34: 198–212.

[147] Mehdi M, Husson JL, Polard JL, Ouahmed A, Poncher R, Lombard J (1999) Treatment results of fractures of the patella using pre-patellar tension wiring. Analysis of a series of 203 cases (in French). Acta Orthop Belg 65(2): 188–196.

11

膝关节周围骨折并发症的处理（骨排列不齐与单间室膝关节炎）

Davide Edoardo Bonasia, Filippo Castoldi, Massimiliano Dragoni, and Annunziato Amendola
毕春　译

11.1 背景介绍

弥漫性或单间室膝关节炎（髌股关节炎）在青年患者中的治疗上仍十分棘手。理想的治疗应能充分缓解疼痛、恢复功能并保留解剖结构。必要时，甚至需要全关节置换手术治疗。本章的目的是讨论当关节退变严重到无法开展软骨重建术，而年轻患者无法忍受全关节置换时。髌股关节（PF）和股胫骨创伤后关节炎的可能治疗。

11.2 髌股关节

11.2.1 临床检查

创伤性髌股关节炎患者的病史需要较全面的评估，特别要注意其损伤机制。例如：局部复位及固定情况、髌骨脱位与否、残余不稳定性和附加处理（关节镜清理术、微骨折、外侧松解和伸肌机制调整）史等。患者通常主诉膝关节屈曲疼痛，该疼痛由动作对髌股关节产生的压迫引起。常见活动包括：①下蹲；②久坐；③上下楼梯（特别是下楼过程）。体格检查应囊括整个下肢，特别注意轴向和旋转畸形。膝关节的运动范围（ROM）应与髌骨轨迹一起评估。评估内侧和外侧髌骨移位，髌骨倾斜和疼痛的局部区域是关键。Q角是指股四头肌牵拉轴与髌韧带长轴在髌骨中点交角，临床以髂前上棘、髌骨中点、胫骨结节连线交角。Q角可以通过临床测量或者X线片上测量（摄片范围需要包括观测用区

域）。男性的正常值为（14±3）°，女性的正常值为（17±3）°。[1]

11.2.2 影像学表现和术前检查

影像学上建议使用，髌股关节正侧位片，Rosenberg 和轴位（Merchant 或 skyline）视图来准确评估髌股关节情况。使用髋关节至脚踝单侧负重X线片来评估下肢轴向畸形。传统X线片适用于关节炎、髌骨倾斜、Q角（X线），髌骨高度（Insall-Salvati、Caton-Deschamps 或 Blackburne-Peel 指数）和滑车发育异常（十字征，双重轮廓征，正、侧位片上的前方刺激征象）。

计算机断层扫描（CT）和磁共振成像（MRI）也经常被用来完成髌股关节联合评估。20余年来，CT 一直是作为测量胫骨粗隆间沟距（TT-GT），倾斜角度，测量沟角和适合角（CA）的金标准出现，并被用于髌骨和滑车解剖结构的研究。同时CT 也是量化评估下肢扭转缺陷（大部分是胫骨外旋型的股骨扭转缺陷）的金标准，这可能会对髌股关节稳定定位产生显著影响。可特别选择在患者仰卧和脚向外旋转 15° 的情况下，在股骨颈、胫骨关节、胫骨结节和踝关节处观察断层读片以保持测量一致。

在不同程度膝关节屈曲时股四头肌动态 CT 扫描可协助在临床检查不足情况下精确评估髌骨位置。而最近，许多研究者将使用 MRI 的指征扩大到包括关节软骨和软组织评估以外的不同测量（TT-GT 距离，倾斜角度，测量沟角和适合角）。

TT-GT 测量的是滑车最深处与胫骨结节之间的距离。正常值范围从 10~15 mm[2]。当侧位 >15 mm

时，通常会出现髌股关节过压综合征，可因此或结合具体情况考虑进行远端伸肌功能重组。

11.2.3 分类情况

由于骨软骨缺损的影响分析不是本章目标，因此可以使用任何的膝关节分类系统进行评估，如 Merchant 法等 [3] 特别地展示了基于 45° skyline 视图的髌股关节疾病的严重分级。阶段 0 为正常；阶段一属于初级损伤，关节内仍保有 3 mm 以上的空间；第二阶段为中度损伤，关节间隙小于 3 mm，但无骨性接触；第三阶段为严重损伤，骨面存在直接接触，但接触面占整个接合面不到 25%；第四阶段为最严重损伤阶段，这时整个关节表面均已出现骨性接触。

11.2.4 适应证

孤立的创伤后髌股关节炎的治疗较为困难，目前在文献中可借鉴报道不多。目前的治疗手段包括：①保守治疗；②手术成形术或面部切除术（有或没有外侧松解或内侧折叠）；③髌骨切除术；④胫骨结节截骨术；⑤髌股关节置换术；⑥全关节置换。患有局灶性缺损的年轻患者可单独使用软骨修复或髌股重排术，但这不是本章的重点。

11.2.4.1 保守治疗

保守治疗主要包括：①关节内注射（皮质类固醇或玻尿酸补充治疗）；②大腿核心肌群锻炼；③支具使用；④控制体重；⑤服用非甾体抗炎药（NSAIDs）。

11.2.4.2 外侧韧带松解术

在患有早期外侧髌股关节炎的患者中，可考虑外侧韧带松解术。该手术可以缓解疼痛症状，但并未恢复正常的髌骨排列。如果局部存在外侧骨赘，可以在进行关节镜下或开放性囊外侧松解手术时予以切除 [4]。

11.2.4.3 髌骨切除术

虽然髌股切除术的治疗效果仍存在争议，但髌骨切除无疑降低了伸膝装置的功能，并会影响随后可能采取的全膝关节置换术（TKR）的手术效果 [4]。因此，作者认为若非无法开展任何表面置换或全膝置换手术（即活动性感染，伸膝装置严重创伤后机制异常等），应尽量避免髌骨切除术的使用。

11.2.4.4 胫骨结节截骨术

虽然胫骨结节截骨术广泛应用于前侧移位和内侧移位的手术纠正，并取得了良好的排列效果 [2]。然而，研究表明只有 65% ~80% 的髌股关节炎患者在术后获得满意疗效 [4]。而尽管 Fulkerson 手术（前内侧移位）的报道文献不多，但该术式似乎在早期髌股关节炎的控制方面取得了良好效果。因此，临床上可以单独开展此技术，以预防由于排列不齐造成的早期外侧髌股关节病变，或者在患者已经出现严重关节变性和髌骨缺损的情况下同髌股关节成形术一起使用（图 11.1 和图 11.2）。

11.2.4.5 髌股关节成形术

髌骨股骨关节成形术（PFA）发明于 20 世纪 70 年代，由于其在青年患者单发性髌股关节病中的良好效果，其开展数量显著提升。PFA 的适应证包括：①严重的髌股关节炎；②保守治疗失败（至少 6 个月）；③无症状性胫骨股骨关节病；④不伴有骨排列不齐（或排列不齐已被纠正）；⑤半月板、十字韧带和侧副韧带完整；⑥ 40 岁以上的患者。市场上有许多具有不同特征的内植物。主要可以分为 3 种：①镶嵌内植物（滑车组件表面与周围关节表面处于同一水平）；②镶嵌内植物（滑车组件表面比周围关节表面突出）（图 11.3 和图 11.4）；③微创内植物（最少的软骨 / 骨切除和镶嵌技术的组件植入）（图 11.1 和图 11.2）。

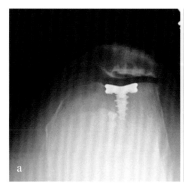
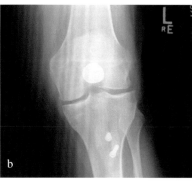
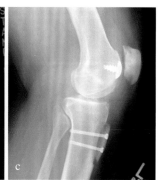

图 11.1　a~c. 排列不齐所致的髌股关节炎经微创髌股关节成形术和 Fulkerson 远端重新矫正术后的髌骨轴位片。图为前后位片和正、侧位片

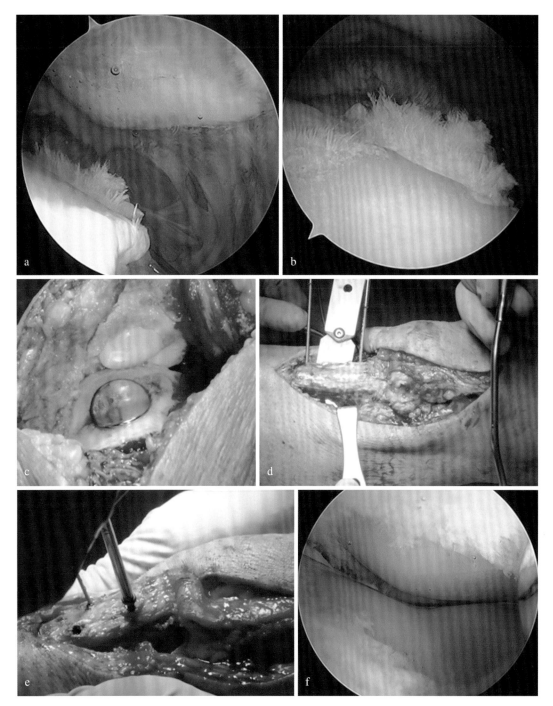

图 11.2 图 11.1 所描述的病例的术中照片。a、b. 骨关节炎的关节镜下证据。c. 组件定位。d、e. Fulkerson 的远端重新调整和使用 2 枚皮质螺钉完成的结节截骨后固定。f. 18 个月后因其他不适采取的关节镜检查，显示良好的髌股关节定位和整齐排列

11.2.4.6 微创技术髌骨股骨内植物

最近引入了微创髌骨股骨关节成形术（图 11.1 和图 11.2）。这些内植物的目标是在最小化骨切除的前提下使用镶嵌组件替换髌股关节的退化区域，保存骨量，以方便后续全关节置换的需求 [5]。然而，创伤后髌股关节往往出现弥漫性退化，难以使用微创手法进行治疗，推荐使用开放性的关节成形术治疗。

11.2.5 手术技术

11.2.5.1 胫骨粗隆骨折

在 Fulkerson 的手术中，切口是从关节线的水平

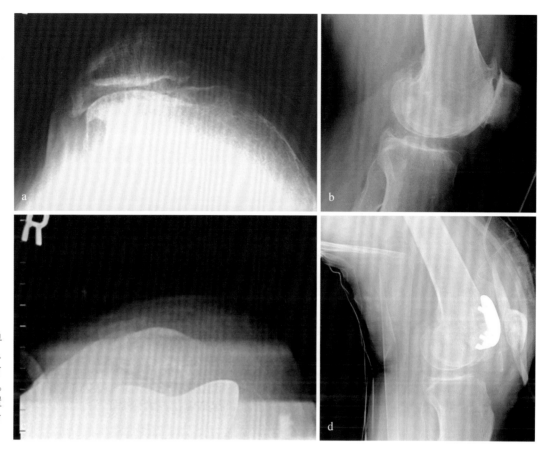

图 11.3 严重的单发髌股关节炎。a、b. 术前髌骨轴位片和膝关节侧位片。c、d. 髌股关节置换后的髌骨轴位片和膝关节侧位片

开始，前方 5~6 cm 稍微偏向胫骨结节并远端延长；结合横切口则可以完成关节镜或延长切口近端的开放治疗，沿胫骨前部向上经胫骨侧面 Cobb 区。切口大小还应根据髌骨内侧和外侧边界肌腱和结节仔细划定。沿着内侧的骨膜结节在距结节远端 5~8 cm 处切开。远端截骨应该缩小并使之成为一个铰链。从前内侧置入 2 根 1.5 mm 克氏针并向后外侧方向的结节倾斜约 30°。使用薄的摆锯进行截骨术（相对于克氏针的前方），并完成切骨术。一旦截骨术在近端完成并保留远侧铰链，则胫骨粗隆前内翻。通常不超过 1 cm 的调整是必要的。Steinman 针在胫骨粗隆骨块的侧面放置，实现了临时稳定，并使用 2 个双皮质 4.5 mm 皮质螺钉予以固定（图 11.2）。

11.2.5.2 髌股关节成形术（PFA）

如果以前的手术瘢痕不需要纳入切口，可切割中线皮肤以备将来行 TKR。可采用股四头肌肌腱、中间肌和桡动脉途径（图 11.4）。一些作者主张使用外侧关节切开术，以便更好地处理植入后的外侧软组织。首先进行髌骨切开，以便在股骨制备期间更容易脱位髌骨。所有骨赘切除，髌骨切口重建原位植入所需的厚度（图 11.4 a）。对于滑车准备而

言，第一步是去除紧邻滑车最近端的前股骨的滑膜、骨赘和脂肪。这可以直接观察前股骨皮质，正确植入定位，避免股骨前部缺口。除非存在明显发育不良，远端原生滑车均可用于股骨组件定向，包括 Whiteside 线和经髁上轴。一些作者主张 TKR 进行 3° 的外部旋转或中性旋转对齐。如果选择外旋 3°，前大腿切开后应显示"大钢琴"标志；相反，如果计划进行中性旋转，切割的股骨通常呈现"蝶形符号"。定位试验部件，如果术前计划切除，则可行胫骨结节切骨术。此时，在膝盖的整个运动范围内检查髌骨可能的倾斜和稳定性。可以进行软组织修复（即外侧释放或内侧重建 / 折叠）以缓解这些状况。应尽量纠正大于 30° 的屈曲，原因可能包括：①骨赘；②软组织嵌顿；③股骨假体位置不良（镶嵌内植物的尺寸过小或过大）[6]。最后植入部件（图 11.4）。

11.2.5.3 手术误区

许多接受 PF 手术的患者曾接受发生过创伤或接受过手术（骨折、脱位等），在进行胫骨结节截骨术时，应注意在新切口中纳入先前的瘢痕并正确处理软组织或者行 PFA 手术。尽管没有证据显示 Fulkerson 截骨术所需的具体置换量，但不推荐过度

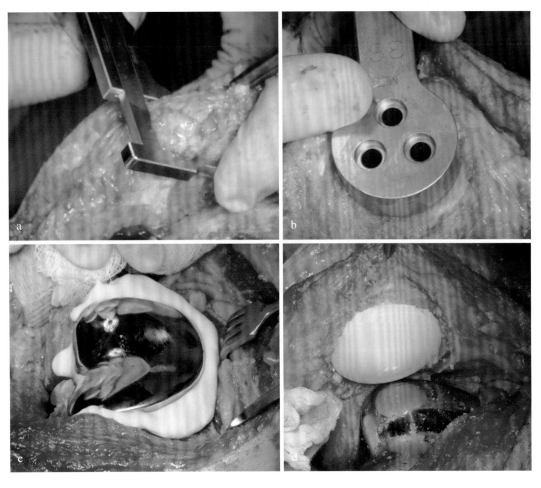

图 11.4　图 11.3 所描述病例的术中照片。a. 定量髌骨切除和残留情况。b. 髌骨测量和配件准备。c. 股骨组件最终固定。d. 两个组件的位置

矫正，1~1.5 cm 的前内侧置换通常足以取得良好的效果。PFA 施行依赖正确的组件定位，主要在股骨侧，原因在于：①避免过度的内旋或外旋，实现中性或轻微的外旋（例如 3°）旋转；②股骨组件的正确尺寸对于避免股骨前部开口是重要的；③内植物的远侧尖端不应突出或低于凹槽的顶部。行 PFA 时，任何排列不整齐、髌骨倾斜或不稳定都应同时通过试件定位进行校正。试验部件放置后，还应检查髌骨对股四头肌肌腱施加近端的牵引力 [6]。

11.2.6 术后方案

Fulkerson 截骨术后应立即佩戴铰接膝关节支具进行保护才可完全负重，功能完全恢复需 4~6 周。手术后 15 天可以去除支具进行被动运动练习。PFA 外侧松解术和切除术后康复较快，早期的 ROM 训练可以使得肌肉强化并增加手术后可以耐受的负重。

11.2.7 手术预后

全髌骨切除术后往往出现膝关节活动减弱，需

要长期的康复训练才能恢复，为 TKR 的妥协方案。TKR 手术也会留下残余疼痛，特别是如果存在滑车结构改变的情况下。虽然已有报道髌骨切除术达到 87％ 的恢复效果，但基于上述考虑，可能的话年轻和活跃的患者应该避免这类手术。

老年患者孤立 PF 关节病治疗行 TKR 的长期结果较为稳定，因而 TKR 与 PFA 之间的争论还在继续。然而，新的 PF 手术和内植物在超过 10 年的情况下仍维持良好的预后，出现的主要问题为胫骨股骨室关节炎 [6]。因此，PFA 正在成为年轻 / 活跃患者孤立性 PF 关节炎的首选，预后较 TKR 理想。对于特定内植物的临床结果，Lustig 最近的综述可供参考 [7]。

11.2.8 作者建议

作者对孤立性 PF 关节病的治疗指征如下：

（1）保守治疗：对于所有患者，除了关节病第四阶段，物理治疗均可以产生有益效果。

（2）关节镜清理和侧位释放：患侧方倾斜，PF

侧位超负荷，初始退行性改变时可施行。

（3）Fulkerson 的胫骨结节截骨：适用于排列紊乱和主要位于外侧 PF 关节的关节病。可能与以下因素有关：①年轻患者（<40 岁）的软骨修复程序（ACI，微骨折）伴有初始关节病或局灶性骨软骨缺损；②老年患者中存在排列不整齐的 PFA。

（4）微创 PFA：年龄 > 40 岁，中央型 PF 的关节病变，无明显滑车发育不良。

（5）传统的 PFA：40 岁以上的患者，弥漫性 PF 关节病变和 / 或滑车发育不良。

11.3 股胫关节

11.3.1 临床检查

需要清楚地评估创伤、骨折或膝关节手术的历史（关节镜清理术、半月板或韧带手术）。具有股骨、胫骨后外伤性关节病的患者通常报告疼痛、肿胀、锁定感，限制性 ROM 为主要症状。起初，疼痛呈波动性；随着举重、步行和持续运动活动增加，随着休息而下降。僵硬在早晨是很常见的，一般患者在长时间休息后开始行走，通常在 30 分钟后以及活动时会改善。随着退行性病变的进展，症状缓解时间缩短，直至患者持续有时甚至是夜间疼痛。

在体格检查时，应评估步态（表现为跛行或推力）、下肢走向、疼痛部位、膝关节活动度、稳定性和肌肉力量。在创伤后膝关节中，往往出现关节面排列不齐，特别是外翻。可观察到关节线局部压痛和单室或广泛性疼痛。要临床评估单室疼痛，医生可以使用"单手检查"[8]。患者通常可以用一根手指在相关隔室上定位压痛点。否则当患者抓住整个膝盖时，通常存在双室或三室关节病。另外，还需加做半月板损伤程度和稳定性测试。有时，单室的膝关节病的表现可能会类似半月板损伤。

11.3.2 影像学检查和术前检查

影像学评估包括双侧负重前后位（AP）的完整视野，以及 30° 屈曲时的隧道视野或 45° 屈曲时的 Rosenberg 视野[9]。横向和纵向视野对于评估病情也至关重要。负重髋关节至踝 AP 视图用以测量下肢对准。CT 扫描可以更好地研究畸形愈合和关节内间隙。MRI 可能是评估其他骨性或软组织病变（半月板撕裂、韧带损伤、骨软骨缺损和缺血性坏死等）所需的。

11.3.3 分类

1980 年，Ahlbäck[10] 推广了一个广泛使用的膝关节分类系统，包括 5 个等级：①关节间隙变窄；②关节间隙闭塞或几乎消失；③骨磨损小于 5 mm；④ 5~15 mm 的骨磨损；⑤大于 15 mm 的骨磨损。

11.3.4 适应证

应尽可能减少胫骨平台不完全骨折的再损伤（图 11.5）。大多数情况下，关节损伤太早，无法进行这种手术，外科医生不得不面对创伤后的股骨关节病和继发性骨折。

创伤后单间室胫关节病治疗包括：①非手术治疗；②软骨重建术（微骨折术、OATS、ACI 和 MACT）；③高位胫骨截骨术（HTO）和股骨远端截骨术（DFO）；④单间室膝关节置换术（UKA）；⑤单髁骨关节移植物。

11.3.4.1 保守治疗

保守治疗适用于股骨胫关节的早期阶段，骨折轻度移位、稍有症状的患者或老年患者，如果评估认为膝关节功能良好，可选择保守治疗。保守治疗方法包括：①控制体重；②物理治疗（比如：四头肌加强、肌肉伸展和 ROM 的维持）；③止痛药和非甾体抗炎药（NSAIDs）；④卸压支具；⑤关节内注射（皮质类固醇和补充滑液）。

11.3.4.2 截骨术

对于年龄较小（<40 岁）的患者，为防止股胫动脉室早期发生退行性改变，可单独进行软骨重建术或与 HTO / DFO 联合应用。关节面排列不齐的单室性膝关节病，指定截骨术（HTO 和 DFO）的治疗指征包括：①年龄 <60 岁的患者；②积极的生活方式；③轻度的外侧（或内侧）膝关节炎；④良好的 ROM（膝关节 > 120°）；⑤无屈曲挛缩；⑥完整的内侧（或外侧）和髌股关节腔。相关技术在文献中已有所描述（例如：开放 / 闭合楔形截骨，圆顶和具有外部固定器的渐进式愈合组织分离）。在内翻膝关节的治疗中，开放

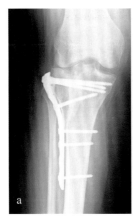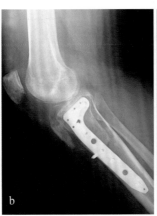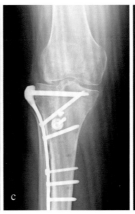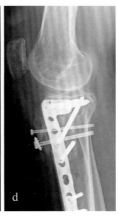

图 11.5 胫骨平台外侧畸形愈合和胫骨粗隆不愈合。a、b. 术前 AP 和侧视图。c、d. 术后 AP 和侧位图，清创后，外侧平台抬高，胫骨粗隆和外侧平台再植

楔形高胫骨截骨术（OWHTO）和关闭楔形胫骨高位截骨术（CWHTO）是最常用的技术，可纠正 15° 的对齐不良。文献报道，在外侧间室关节炎和外翻畸形的治疗中，多选择开放楔形股骨远端截骨术（OWDFO）和内侧楔形楔形股骨内截骨术（CWDFO）。当需要较大的外翻或内翻矫正（>15°）时，指示单轴或 Taylor 外固定器的圆顶截骨或渐进性愈合牵拉。图 11.6 和图 11.7 描述了膝关节周围截骨的术前准备。

11.3.5 手术技术

11.3.5.1 正中入路开放楔形高胫骨截骨术（OWHTO）手术技术要点

OWHTO 可以同时进行关节镜检查以评估和治疗任何关节内病变（图 11.8 和图 11.9）。在结节的内侧边缘和胫骨后内侧之间的中间关节线下方 1 cm 处形成 5~8 cm 的纵向皮肤切口（图 11.9）。缝合的筋膜被切开，抬高浅表内侧副韧带的前部。整个过程中需保护髌骨肌腱。在透视机下，从内侧到外侧将导丝放置在近侧胫骨上（图 11.9）。导丝定位在胫骨结节的上方，并在胫骨外侧皮质的关节线下方 1 cm 处倾斜。前面和内侧的皮质用下方的摆锯切割（图 11.9）。截骨的方向应与胫骨斜面平行。在透视机下用截骨器加深截骨术，使用特殊的楔形吊具开放内侧（图 11.9）。完整的侧向铰链来提高截骨的稳定性，在荧光透视下间歇性地检查术中对准，一旦达到所需的矫正，用对准棒在髋关节和踝关节指示固定。按照术前计划，在膝关节的水平面，对准棒应穿过胫骨外侧脊柱。可以用锁定板或蝶板固定截骨，有无垫片均可（图 11.8 和图 11.9）。在截骨量大的情况下，骨缝可填充同种异体移植物、自体移植物或合成骨替代物。

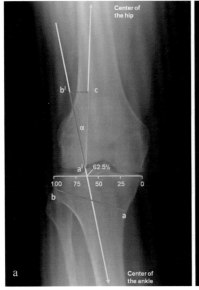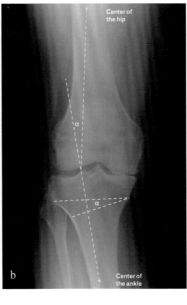

图 11.6 用于 HTO 术前准备的膝关节 X 线片。a. 开放楔形 HTO 示意图。为获得通过胫骨平台宽度的 62.5% 的负重线，对准应该被校正为 α 角。截骨线（ab）被定义为从内侧（接头线以下约 4 cm）到外侧（腓骨头的尖端）。线段 ab 从顶点转移到 α 角的射线，以获得 2 条线段 a¹b¹ 和 a¹c。距离 b¹c 以毫米为单位，对应于在截骨部位应该达到的中间开度。b. 关闭楔形 HTO 示意图。计算 α 角度并将其转移至胫骨近端的截骨部位，以形成具有侧面基部的三角形

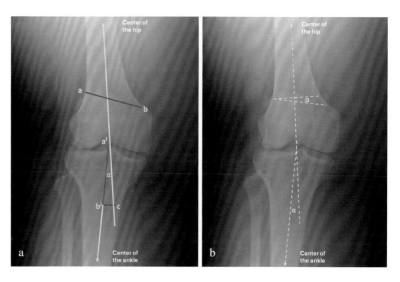

图 11.7　用于 DFO 术前准备的膝关节 X 线片。a. 侧向开口楔形 DFO 示意图。为了获得通过关节中间的负重线，应该校正对齐一个 α 角。定义截骨线（ab），并且将线段 ab 从顶点转移到 α 角度的射线，以便获得 2 条线段 a^ib^i 和 a^ic。距离 b^ic 以毫米为单位进行测量，并对应于在截骨部位横向应该达到的开度。b. 内侧楔形 DFO 示意图。计算 α 角并将其转移至股骨远端的截骨部位，以形成具有内侧基底的三角形

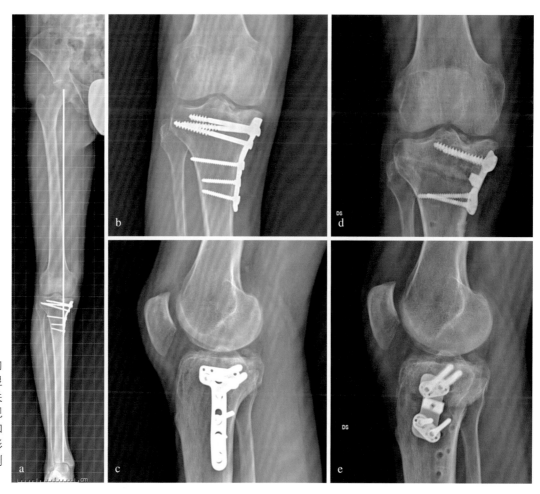

图 11.8　胫骨平台内侧畸形愈合。a. 显示内翻不齐的膝关节后前位 X 线视图。b、c. 术前 AP 和侧位图。d、e. 楔形 HTO 术后 AP 和侧视图

11.3.5.2 外侧入路开放楔形高胫骨截骨术（OWHTO）手术技术要点

采用前外侧 L 形切口，沿胫骨结节侧缘垂直部分，平行于侧关节线（远端 1 cm）切开。切开前外侧的筋膜，在近端提拉胫骨前肌和髂胫束。整个手术过程中注意保护腓总神经和髌腱。文献中报道的关于胫骨近端关节的多种技术包括：①关节切除或破坏；②纤维截骨（远离腓骨头尖端 10 cm）；③腓骨头的切除。然后，横向的楔子可用角度切割导向装置去除。为了减少关节内骨折的风险，楔形的外

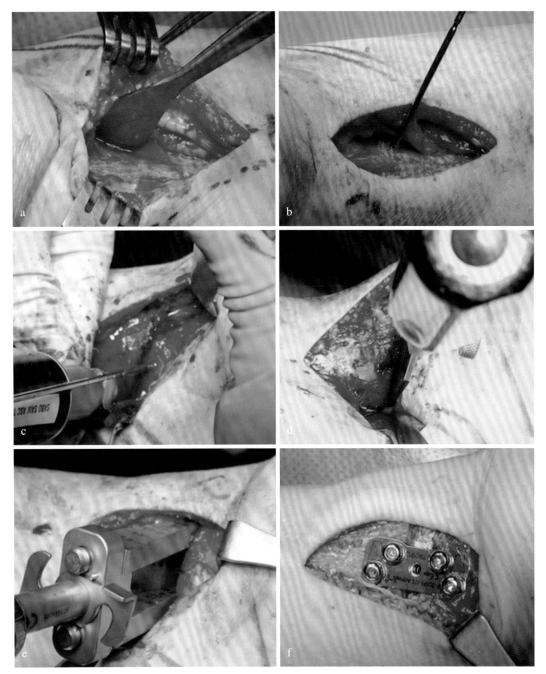

图 11.9 开放式胫骨高位截骨术术中照片。a. 缝匠肌、腘绳肌和内侧副韧带前方部分。b. 透视下置入导针。c. 沿克氏针下方用摆锯处理前方和后内侧皮质，同时用 Hohmann 拉钩保护髌韧带。d. 用带有刻度的骨刀完成截骨。e. 带有刻度的楔形撑开器置入截骨断端。f. 植骨后蝶形钢板固定

皮质和大部分可以用锯切方式，对于内侧半部分可以合并使用刮匙、咬骨钳和骨凿切除器切除内侧皮质。影像学摄片评估楔子的完整性。可进行闭合截骨并用镜检对位，最后用书钉或钢板固定[11]。

11.3.5.3 股骨远端外侧开放式楔形截骨术手术技巧

距外侧股骨髁 2 cm 向近端纵向做一长约 10~15 cm 切口，劈开髂胫束至关节线，钝性牵开器置于前方，将股外侧肌从肌间隔牵开，适当屈曲膝关节以充分暴露截骨平面。在透视下（图 11.10），倾斜 20° 置入导向针，外侧针尾（距关节面 6~7 cm）高于内侧针尖（距关节面 4~5 cm）。沿导针用小型摆锯截断骨皮质（图 11.10）。透视下用锋利刃薄的骨刀继续截骨至内侧皮质 1 cm 以内。

这时的截骨位置就是预期的开放式截骨的开放位置。如前所述，应及时透视和使用力线棒来评价截骨矫形的质量。可以使用股骨远端接骨板（常规或锁定）来进行固定（图11.10）。楔形缺损使用自体骨或异体骨填充[12]。

11.3.5.4 股骨远端内侧闭合式楔形截骨术手术技巧

在股骨远端前内侧做一长10~15 cm纵行切口，切开股内侧肌筋膜，从肌间隔分离并牵开肌肉。平行于关节面置入一枚导针，接骨板定位槽与其平行放置，然后距其近端2~3 cm截骨，可以综合利用摆锯、骨刀、咬骨钳等截除内侧楔形骨块。然后将90°角钢板放置于定位槽中，手法内翻复位股骨，使内侧骨皮质近端嵌插入远端松质骨中。透视下将膝关节解剖轴线坚强固定在0°。

11.3.5.5 大范围矫正手术的技巧（渐进性骨延长或Dome截骨术）

当需要大于15°的截骨矫形手术时，渐进性骨延长或Dome截骨术都可以选用。渐进性骨延长可以选用单轴外固定支架或者组合式环形外固定支架，而后者具备更好的稳定性并能在三维平面上控制截骨矫形。术中大腿及足部需放置垫子，以方便小腿环形外支架的安装。外支架的尺寸需再次确认并术前组装以确保适用于患者。至少距关节面以远10 mm由外向内平行置入一枚固定针，安装环形支架，保持支架在冠状位和矢状位与关节面的平行，以支架为模板再次置入第二枚固定针。用固定针连接远近2个环形支架，再用2枚5 mm的半针加强固定环形支架。然后在胫骨结节下方通过两个小切口用Gigli摆锯经皮于骨膜下截断胫骨。10天后由

患者在家中逐渐调节外固定支架来进行矫形，一般这个过程持续7~14天，具体根据患者畸形程度。当临床及影像学检查证明骨折已愈合后，即可拆除外固定支架[13]。在Dome截骨术中，需在中线上由关节面向远端做一7~8 cm切口，至少到达胫骨结节下方3 cm。于髌韧带两侧暴露胫骨，髌韧带需全程加以保护。用电刀标记倒U形截骨位置，使截骨顶点超过胫骨结节。先用2 mm钻头沿截骨线由前向后钻孔，然后再用小的骨刀彻底截骨。利用透视及力线棒保证截骨的准确。有时需将上胫腓关节破坏以达到矫形目的。另外，也可以利用外侧切口将腓骨从腓骨头下方10 cm截断。截骨后可以利用钢板或者外固定支架进行固定。在后面的例子中，近端的固定针需在截骨之前平行于关节面予以置入并固定。

11.3.5.6 单髁置换

尽管对于单间室膝关节骨性关节炎，截骨术和单髁置换都是一种选择，但在大部分患者中，二者并非都是可以接受的。单髁置换理想的适应证包括：① 外侧间室及髌股间室完整的单间室膝关节骨性关节炎（不论分期）；②年龄>60岁；③要求低；④无肥胖；⑤无静息痛；⑥ ROM >90°；⑦ < 5°的屈曲挛缩；⑧ < 10°的内外翻畸形并且能够手法矫正；⑨没有不稳。于髌内侧做一6~10 cm的切口，从髌骨上极延伸至关节面以下2~4 cm并紧贴胫骨结节（图11.11）。常常使用经股内侧肌下方的关节囊入路。尽管有学者提出外侧UKA应使用前外侧入路，但是适当延长前述入路后亦可暴露外侧间室。脱位髌骨，有时甚至不需将髌骨外翻，接着清除骨赘。去除半月板前角和脂肪垫后显露手术视野。这时，

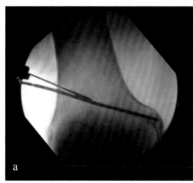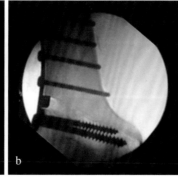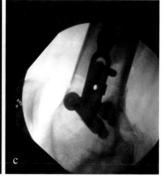

图11.10　外侧开放式股骨远端截骨术手术技巧。a.透视下导针置入。沿导针用小的摆锯截骨。b、c.截骨处楔形撑开器撑开，齿状钢板固定。同种异体骨植骨术后前后位像（b）和侧位像（c）

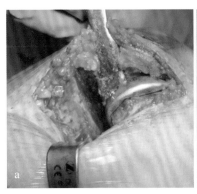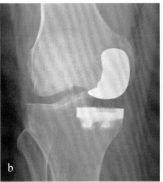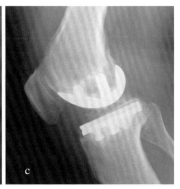

图 11.11 重度膝关节内侧间室关节炎。a. UKA 安装时的术中照片。b、c. 术后正位和侧位片

有很多技巧可以进行股骨远端和胫骨近端的截骨。尽管大多数首先进行胫骨侧的截骨，若先行股骨远端的截骨则可以选择髓外或者髓内的方法。首先进行胫骨端截骨时，利用安放于踝部的胫骨截骨导向器垂直于胫骨干行截骨。尽管减小胫骨平台的后倾角有利于改善膝关节屈曲挛缩患者术后的膝关节活动度，5°的胫骨平台后倾仍被多数人保留。胫骨侧处理好后，股骨侧截骨可以利用平行置于胫骨侧的垫片或者髓外截骨技术完成。单纯的股骨端的处理亦可应用髓内技术。仔细用垫片检查屈伸间隙，必要时需再次截骨或进行软组织的处理。当股骨侧处理好后，假体大小已确定，试模安装完毕后，力线及关节活动度即确定。然后即可安装人工假体。根据所选假体的类型，金属底座或者全聚乙烯胫骨侧假体均可。

11.3.5.7 单髁置换和截骨术

可行单髁置换对创伤后胫骨或股骨关节大量缺损的青年患者（年龄小于 40 岁）进行治疗（图 11.12~11.15），当进行单髁置换时，需要保留缺损相对的关节面。首先对患者进行 X 线检查或者 CT 的扫描得到必要的解剖数据，将数据发送至组织库，从而确定合适的置换物。经皮肤中线切口暴露受损的膝关节，随后进行髌骨关节切开术以暴露受损的胫骨髁或股骨髁，切除受损的骨质直至出血的骨面，当然，对移植物也要进行必要的修整以与缺损的骨组织相匹配，移植物通常用部分螺纹的 3.5 mm 松质骨钉进行固定。在进行胫骨平台置换时，需要评估患者半月板的情况，若发现半月板严重损伤，应使用附着于用于置换的胫骨平台的半月板进行替换。半月板是与它的骨固定器连接在一起的，用可吸收线将半月板与关节囊进行缝合。如果站立位 X 线片显示负重力线穿过相关的关节间室，

需要先将移植物取出来，再对相关下肢进行重新调整（图 11.12 及图 11.13）。应行外翻或内翻闭合楔形截骨术对骨缺损区相对的骨进行必要的处理（为行胫骨平台骨关节移植而行股骨截骨术）[14,15]。

11.3.6 术后方案

实施 HTO 或 DFO 的患者术后即可在铰接的膝关节支具中进行 ROM 训练及脚趾的接触性负重。综合考虑患者骨折愈合的影像学证据、手术方式及截骨稳定性，若条件许可，可在术后第 6 周在拐杖辅助下进行部分负重，若可以耐受也可进行全负重（保留的内侧或外侧铰具，使用锁定钢板）。采用骨延长技术进行治疗的患者术后可立即进行 ROM 训练，但应在术后的最初 10 天限制负重训练直至钉道愈合，而后，可在拐杖的辅助下进行部分负重。在初步矫正结束后可以进行长期负重的影像学检查，并将所得参数输入计算机系统，根据所得参数进行必要的后期矫正，直到达到最佳矫正效果。经影像学检查和临床检查证实骨折愈合后，可取出支架。

在 UKA 术后负重训练的同时，ROM 训练和肌肉锻炼也应立即展开，并在可耐受的范围内逐渐增加训练强度。单髁置换的术后治疗方案包括为期 2 周的管型石膏固定，随后在解开铰接的膝关节支具中进行 ROM 训练，在截骨部位愈合后（通常在术后第 3 个月）可进行支具内的部分负重练习。

11.3.7 结果

究竟 CWHTO 和 OWHTO 哪种方法治疗膝关节内翻和内翻畸形效果更佳目前仍然存在争议。长期以来，CWHTO 被认为是治疗上述疾病的金标准，但是这种技术可能导致以下不良后果：①腓

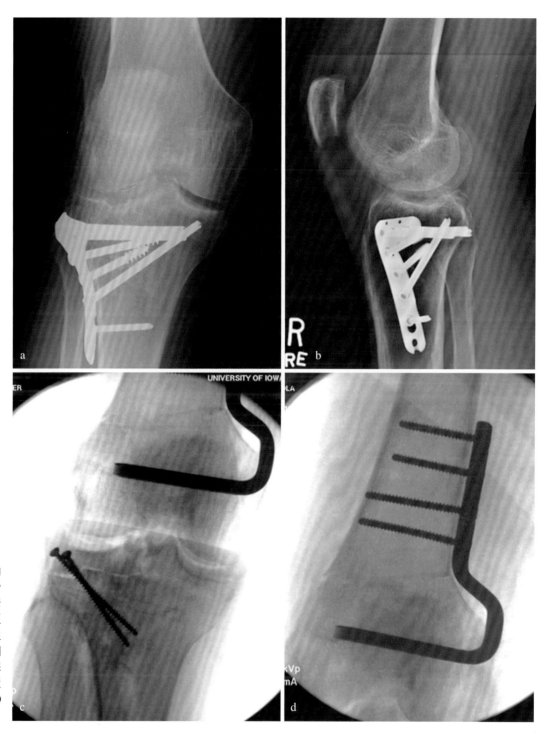

图 11.12 严重的创伤后外侧胫骨平台变性和外翻畸形。a、b. 术前正位和侧位平片，显示畸形愈合伴外翻畸形。c、d. 单髁外侧胫骨平台置换和内侧 CWDFO 的术中增强视图

骨截骨或近端胫腓关节的损伤；②小腿外侧肌群损伤；③腓神经损伤；④增加后期全关节置换术的可能；⑤骨质丢失。正是由于上述种种原因，内侧 OWHTO 获得了广泛关注，并成为最主要的替代术式。然而，OWHTO 并不是完美无瑕的，其主要缺点为术中必须进行骨移植，并有骨塌陷及矫正失败的可能。而 OWHTO 可进行多平面矫正并可治疗连接韧带的损伤，这是其相比 CWHTO 进一步的优势。然而，并没有证据可以确切表明究竟哪种是最佳治疗方法，最终方案的选择往往取决于手术医生的个人经验，因此有必要对这两种方法进行进一步的研究。

其他争论包括移植物的选择、OWHTO 的固定类型、UKA 与截骨术之间的对比以及 HTO 或

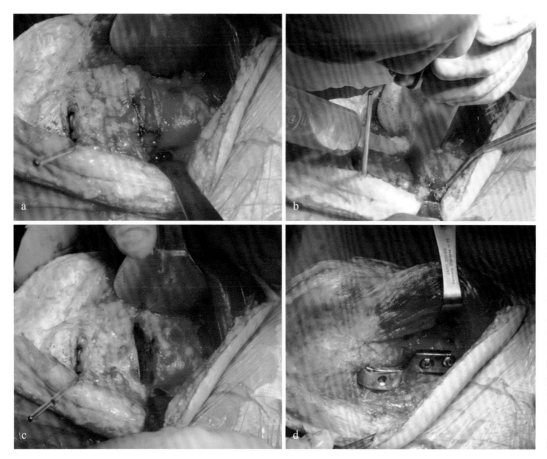

图 11.13　图 11.12 所描述病例的术中照片（CWDFO 阶段）。a. 将导丝平行于关节线插入，然后平行于导丝制备接骨板的槽。b、c. 在导丝近端 2~3 cm 处进行截骨。d. 在预先准备好的槽中插入 90° 角的接骨板，随后对畸形进行矫正

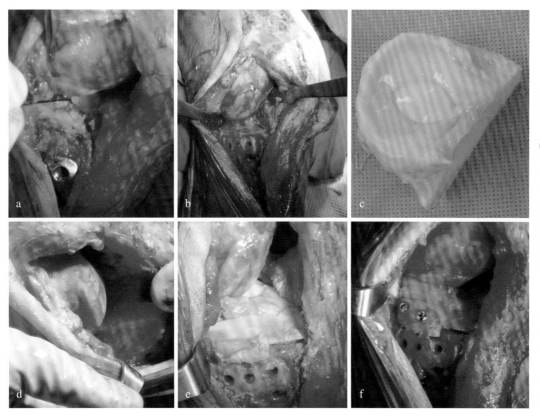

图 11.14　图 11.12 和图 11.13 所描述病例的术中照片（单髁胫骨平台置换阶段）。a. 注意胫骨外侧平台巨大的骨缺损以及原用于固定胫骨外侧平台骨折的钢板。b. 切除损伤的胫骨外侧平台，移除内固定物。c. 附有外侧半月板的胫骨平台移植物。d. 移植前需对胫骨进行必要的处理，以提高移植物的稳定性。e. 将移植物植入关节。f. 用 2 个螺钉对移植物进行固定

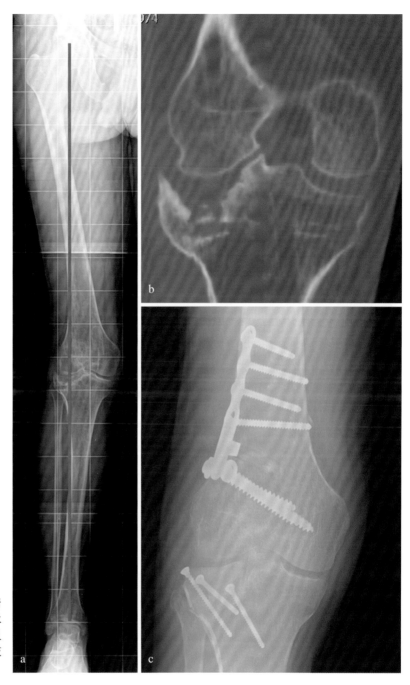

图 11.15 胫骨外侧平台畸形愈合伴外翻畸形。a. 下肢正位 X 线平片示外翻畸形。b. 术前冠状位 CT 扫描。c. 经外侧切口行 DFO 及胫骨平台（带外侧半月板）移植后，行下肢正位 X 线平片检查

UKA 是否影响随后的全关节置换（当 HTO 或 UKA 治疗失败后需行全关节置换）。对 UKA 及截骨术治疗后的患者进行随访，结果显示，无论是中期随访还是长期随访，两者均显示出令人满意的治疗效果和生存率。有一些研究对这两种治疗方案进行了比较，但就生存率及功能恢复情况而言，UKA 的治疗效果通常略好一点。但是，两种治疗方案效果的差异并不显著，并且这些研究的质量较差不足以得出任何令人信服的结论。不仅如此，UKA 和

截骨术的手术适应证和手术方法均不相同，只有在这两种治疗方案均适用的患者中进行手术效果的比较，这样得出的结论才有意义。这部分人群包括：① 60~65 岁；②适度运动；③非肥胖；④轻度内翻畸形（5°~10°）；⑤无关节不稳定；⑥关节活动度良好；⑦伴有轻度单间室关节炎[17,18]。

HTO 或 UKA 手术失败后再行 TKA 的预后比直接行 TKA 的预后差是存在争议的，从技术上来说，先行 HTO 或 UKA 失败后再行 TKA 的技术

比直接行 TKA 的技术更具挑战性：① HTO 手术暴露难度更大，并且需进行相关胫骨组件的安装；② UKA 可能发生骨质的缺失，并需要对股骨及胫骨均进行置换。虽然 HTO 似乎并没有影响后续 TKA 的治疗效果，但先行 UKA 后再行 TKA 的治疗效果明显差于直接 TKA 的效果。这里需要强调的是，英国所有的相关研究文献都报告了 CWHTO 后行 TKA 的治疗效果，但是，并没有数据涉及 OWHTO 后行 TKA 的治疗效果。这是一个非常重要的问题，因为从理论上来说，开放楔形 HTO 后 TKA 比闭合楔形 HTO 后 TKA 更容易施行。事实上，实施开放楔形 HTO 的患者几乎没有发生高位髌骨的可能，骨量保持不变，胫骨干与胫骨前部皮质之间的碰撞风险也降低了。

Drexler 等最近报道了单髁置换和截骨术的效果 [15-19]。

参·考·文·献

[1] Aglietti P, Insall JN, Cerulli G (1983) Patellar pain and incongruence. I: measurements of incongruence. Clin Orthop Relat Res 176:217–224.

[2] Dejour D, Le Coltre B (2007) Osteotomies in patellofemoral instabilities. Sports Med Arthrosc 15:39–46.

[3] Merchant AC, Mercer RL, Jacobsen RG, Cool CR (1974) Roentgenographic analysis of patellofemoral congruence. J Bone Joint Surg Am 56: 1391–1396.

[4] Donell ST, Glasgow MM (2007) Isolated patellofemoral osteoarthritis. Knee 14:169–176.

[5] Cannon A, Stolley M, Wolf B, Amendola A (2008) Patellofemoral resurfacing arthroplasty: literature review and description of a novel technique. Iowa Orthop J 28:42–48.

[6] Farr J 2nd, Barrett D (2008) Optimizing patellofemoral arthroplasty. Knee 15:339–347.

[7] Lustig S (2014) Patellofemoral arthroplasty. Orthop Traumatol Surg Res 100(1 Suppl):S35–S43.

[8] Bert JM (2005) Unicompartmental knee replacement. Orthop Clin North Am 36:513–522.

[9] Rosenberg TD, Paulos LE, Parker RD et al (1988) The forty five degree posteroanterior flexion weightbearing radiograph of the knee. J Bone Joint Surg Am 70:1479–1483.

[10] Ahlbäck S, Rydberg J (1980) Röntgenologisk klassifikation och undersökningsteknik vid gonartros. Lakartidningen 77:2091–2096.

[11] Rossi R, Bonasia DE, Amendola A (2011) The role of high tibial osteotomy in the varus knee. J Am Acad Orthop Surg 19:590–599.

[12] Phisitkul P, Wolf BR, Amendola A (2006) Role of high tibial and distal femoral osteotomies in the treatment of lateral-posterolateral and medial instabilities of the knee. Sports Med Arthrosc 14:96–104.

[13] Amendola A (2003) The role of osteotomy in the multiple ligament injured knee. Arthroscopy 19 Supp l:11–13.

[14] Shasha N, Krywulak S, Backstein D, Pressman A, Gross AE (2003) Long-term follow-up of fresh tibial osteochondral allografts for failed tibial plateau fractures. J Bone Joint Surg Am 85:33–39.

[15] Drexler M, Gross A, Dwyer T, Safir O, Backstein D, Chaudhry H, Goulding A, Kosashvili Y (2015) Distal femoral varus osteotomy combined with tibial plateau fresh osteochondral allograft for post-traumatic osteoarthritis of the knee. Knee Surg Sports Traumatol Arthrosc 23:1317–23.

[16] Amendola A, Bonasia DE (2010) Results of high tibial osteotomy: review of the literature. Int Orthop 34:155–160.

[17] Dettoni F, Bonasia DE, Castoldi F, Bruzzone M, Blonna D, Rossi R (2010) High tibial osteotomy versus unicompartmental knee arthroplasty for medial compartment arthrosis of the knee: a review of the literature. Iowa Orthop J 30:131–140.

[18] Lustig S, Parratte S, Magnussen RA, Argenson JN, Neyret P (2012) Lateral unicompartmental knee arthroplasty relieves pain and improves function in post traumatic osteoarthritis. Clin Orthop Relat Res 470(1):69–76.

[19] Raz G, Safir OA, Backstein DJ, Lee PT, Gross AE (2014) Distal femoral fresh osteochondral allografts: follow-up at a mean of twenty-two years. J Bone Joint Surg Am 96(13):1101–1107.

12

膝关节周围骨折术后并发症的处理（创伤性二或三间室关节炎）

Federica Rosso, Umberto Cottino, Matteo Bruzzone, Federico Dettoni, and Roberto Rossi
王建东　译

摘要

■ 众所周知，膝关节炎的进展与膝关节周围骨折是相关的。然而，考虑到缺乏相关文献，很难精确估计膝关节创伤性关节炎的发病率，一般在骨折 5 年后的 20% 到骨折 15 年后的 50% 的患者接受了人工全膝关节置换。在这些患者中，治疗策略应该术前精确计划，因为存在各种各样的问题：内植物存留、各种手术瘢痕、骨缺损、力线不良、僵硬、不稳、畸形愈合、既往感染和韧带缺失。胫骨近端或股骨远端骨折后人工膝关节置换是挑战性的，这类患者大部分存在骨量丢失或不稳。创伤性人工膝关节置换的治疗效果是良好的，但效果更类似于标准初次人工膝关节置换术后的翻修手术效果。相比普通人群原发性骨关节炎的人工膝关节置换术，创伤性关节炎的人工膝关节置换术具有更高的并发症风险。相比标准人工膝关节置换术，创伤性关节炎的人工膝关节置换术是否具有更高的感染风险目前仍不明确，但有报道指出，对既往存在细菌感染的膝关节周围骨折采用人工膝关节置换术具有更高的感染风险。

关键词

■ 人工膝关节置换术，创伤性关节炎，复杂膝关节骨折，并发症

12.1 流行病学

多位作者报道过关节不匹配或不稳可能导致创伤性关节炎[7,16,31]。鲜有胫骨近端或股骨远端骨折后关节炎的长期研究，其发病率亦不甚明了。Honkonen 等在 1995 年曾报道，131 例膝关节周围骨折术后 7.6 年，其中 44% 罹患创伤性关节炎。年轻患者、术中同时伴有半月板切除、内倾、关节软骨损伤、固定不坚强、残留力线不良和复位不佳是术后发生创伤性关节炎的危险因素[7,14]。反之，

Wasserstein 等观察到和通常人群相比，罹患过胫骨平台骨折的患者 10 年间人工全膝关节置换的风险增长了 5.3 倍，而进一步的风险和高龄（hazard risk，HR，大于 48 岁后每年 1.03）、双髁骨折（HR=1.53）及主要合并症（HR=2.17）相关[45]。其他一些作者报道胫骨近端骨折后创伤性关节炎的发病率在伤后 5 年的 20% 到伤后 15 年的 50%[21,34]。据估计股骨远端骨折后创伤性关节炎的发病率与之相似[30,39]。然而，多位作者报道膝关节周围骨折后发展为终末期的创伤性关节炎平均时间为 7 年（2~11 年）[20,21]（图 12.1）。

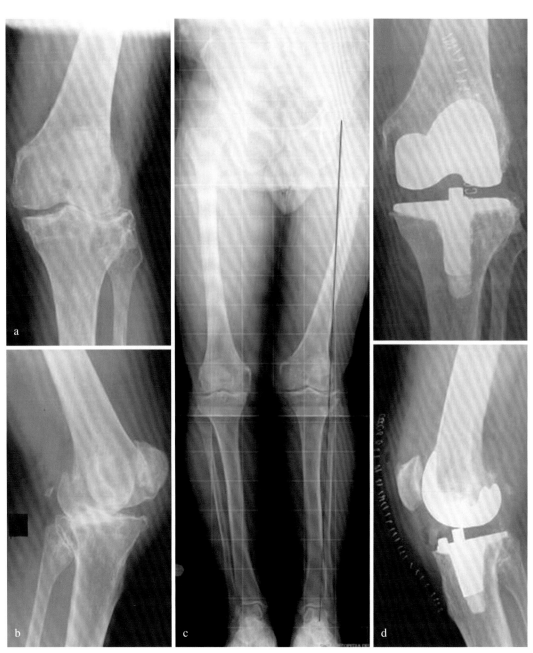

图 12.1 临床病例：54 岁男性，左膝外侧平台骨折后出现创伤性关节炎。a. 术前正位片。b. 术前侧位片。c. 术前双侧下肢全长位片示左膝外翻畸形。d. 术后 X 线片

12.2 临床检查

当一个曾经接受过手术的患者准备做 TKA 时，应考虑到多种复杂因素：内植物存留、各种手术瘢痕、骨缺损、力线不良、僵硬、不稳、畸形愈合、既往感染 [3]。由于这些原因，既往膝关节周围骨折导致的二期 TKA 可能是挑战性的，存在 26% 的并发症和 21% 的再手术率 [47]。临床检查应包括疼痛的部位和类型、不稳的类型和程度、步态障碍和不良的力线。术前关节活动范围的评估是必须的：创伤性关节炎可能伴随伸屈活动的限制 [27,28]。患者应被告知对术后关节活动范围有一个合理的期望值，因为这与术前的活动程度是相关的 [17]。既往瘢痕、皮肤移植和其他皮肤软组织问题应仔细评估，因为这些患者存在极高的皮肤软组织并发症风险。如果经历过复杂的手术，存在多个手术瘢痕，应咨询整形科医生 [3]。甚至创伤性关节炎可能伴有伸膝装置异常，比如低位髌骨、纤维组织形成粘连和随之而来的僵硬 [3]（图 12.2）。

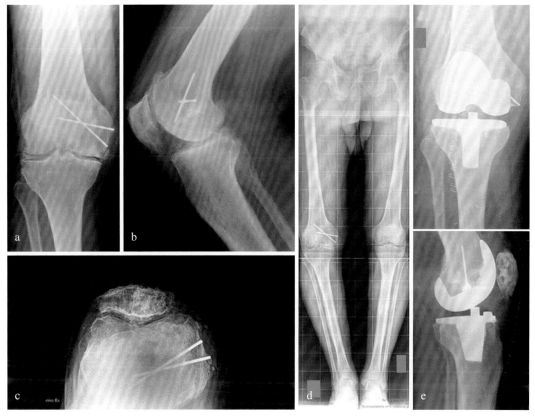

图 12.2 临床病例：75 岁男性，右股骨远端及髌骨骨折后出现右膝创伤性关节炎。a. 术前正位片示内植物存留。b. 术前侧位片示低位髌骨。c. 术前髌骨轴位片。d. 术前全长位片。e. 术后 X 线片

12.3 术前影像学等相关检查

首先要获得一个完整的影像学评估包括前后位、侧位、Merchant 位和全长负重位片。根据 X 线片来评估骨量、髌骨高度、是否存在骨溶解、内固定位置、肢体力线和明显的关节上方或下方的骨性畸形[35]。一些作者描述了胫骨平台前后位和侧位片上的倾斜度，将之作为一个重要的评估依据，报道如果患者胫骨平台存在内倾，发生创伤性关节炎的风险更高[14]。依据我们的经验，CT 扫描可有效用于评估骨量、骨缺损和内固定位置。如果患者既往存在开放性骨折和关节腔感染，应考虑存在高度疑似感染，血细胞计数、血沉、C 反应蛋白检验和关节腔冲洗可以排除活动性感染[3,4]。

12.4 指征

胫骨平台骨折多见于 50 岁以下患者[9]，因此相当数量的患者在 60 岁以前罹患创伤性关节炎，

这使得治疗选择复杂化。低于 60 岁的单间室创伤性关节炎患者，膝关节周围截骨可以减轻疼痛，缓解关节炎的进展，延迟 TKA 的手术时间[1,12]。然而，罹患二间室或三间室创伤性关节炎患者，应考虑予 TKA 手术。取出残留内植物通常是必须的，其有碍于假体的植入和器械的使用，但其最佳入路仍有争议。如果需要大范围地取出残留内植物，尤其对于皮肤软组织条件比较差的患者，建议分期手术：一期取出内植物，待软组织恢复后二期予 TKA。对曾疑似感染的病例应考虑采用同一个入路[3,48]。

12.5 内植物的选择

类似于初期 TKA，创伤性的二或三间室关节炎有不同的关节假体可供选择。对称、伸屈间隙平衡良好的非限制性假体应优先考虑[3]。

保留后交叉韧带（PCL）的假体可选择性的用于没有挛缩和不稳的轻微畸形的病例。然而，绝大部分病例适合后方稳定假体（PS）来达到畸形矫正和韧带平衡[3,7]。关节纤维化或屈曲畸形的病例，

优先考虑后方稳定假体（PS）[4]。韧带缺失或骨质较差病例，应采用股骨或胫骨侧伸展限制型假体。骨质差但韧带平衡尚好的病例，可以使用后方稳定的假体，附带有延长柄和楔形或袖状的骨填充器[4]。铰链式假体应使用在低活动量、严重不稳和大量骨丢失的病例[40]。

12.6 手术技术

胫骨平台骨折后予 TKA 术，多种问题应予以考虑：原先的手术切口、残留内植物的取出、力线、不稳和骨缺损。在这个章节，创伤性关节炎 TKA 和标准 TKA 之间的差异将予以讨论。

12.6.1 原先的手术切口

原先的手术切口在术前计划时应予以仔细评估。考虑到膝前皮肤的血供，应选择最新的或最外侧的切口，避免掀起巨大的皮瓣[3,15,29]。老的横行皮肤瘢痕不要切成 ≤ 60° 的锐角，移位三角形皮瓣有很高的坏死风险。当需要一个新切口时，医生应保留至少 6 cm 的皮桥[3,15]。

12.6.2 暴露

创伤性关节炎可能并发膝关节僵硬。僵硬膝关节的手术暴露应遵循以下基本原则：①保护髌腱；②随后髌上区间、腱周组织瘢痕的松解；③避免粗暴地牵开或强力的屈膝[3]。所谓的 Tarabichi 动作对去除股四头肌的粘连可能是有用的[43]。当股四头肌严重挛缩时 V-Y 成形或胫骨结节截骨可能达到有效的充分暴露。如果选择股四头肌 V-Y 成形，手术医生应警惕膝上外侧动脉，以减少髌骨和髌腱缺血性风险。另一方面，当胫骨结节截骨时，骨块应至少 2 cm 宽、8~10 mm 厚，仔细保留外侧软组织铰链[10,27]。

12.6.3 力线不良

关节畸形的矫正应遵循 TKA 的基本原则。获得下肢良好的力线是必须的：许多作者证明如果术后人工关节的组件或机械轴力线不良，力学性失败或无菌性松动的风险会明显增加[21]。相反地，严重畸形需要同时或分期行关节外截骨来矫形[23]。旋转畸形在创伤性关节炎是很少的，需要仔细评估，在翻修时或翻修前进行矫正[41]。由于韧带张力不平衡导致的力线不良的处理可以参考 TKA 翻修或外翻膝内翻膝的 TKA，这样的病例可能需要限制型假体[4]。

12.6.4 骨不连 TKA

有关胫骨近端骨折骨不连 TKA 的文献很少。一些作者建议使用长柄通过不愈合的骨断端并同时予植骨。小骨块可以切除，骨缺损遵循翻修 TKA 的原则进行处理[2,18,22,50]。有一些病例很难进行髓内参照，那么髓外参照、导航或一些个性化的器械可能是有意义的。有巨大缺损、骨不连和骨碎片的老年患者可能需要使用肿瘤假体[25]。

12.6.5 骨丢失

骨丢失在创伤性关节炎是很常见的，应遵循翻修手术的原则处理[3]。而且，创伤性关节炎患者的干骺端骨质通常是脆弱的，因此非骨水泥假体的骨长入可能是不足的，长柄可能是适合的[21]。小于 5 mm 的骨缺损，可以被骨水泥填充，而更大的缺损，则需要金属增强件、植骨或钽骨小梁代替[13,33]（图 12.3）。巨大的干骺端缺损需要使用钽骨小梁、套管或打压植骨技术来处理[3]。许多作者更喜欢使用金属增强件以获得更好的初始稳定性、早期活动和即刻负重。骨丢失也可能影响关节线，导致伸膝装置削弱和假体间隙的不平衡。这些病例中，使用前面描述过的 TKA 翻修术中体表标记的办法，金属增强件可能是非常有用的以恢复正确的关节力线[4]。一些作者认为胫骨侧如果缺损超过 20 mm，使用金属增强件可能是不够的，特别是年轻患者[5]。基于这个原因以及缺乏金属增强件的多样性选择，

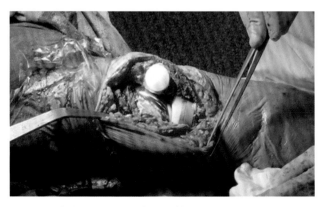

图 12.3　术中可见胫骨侧楔形骨缺损

这种情况下一些作者更偏爱新鲜同种异体骨植骨。同种异体植骨的优势在于容易重塑，能够填充楔形或节段性骨缺损，优异的生物相容性和韧带再附着潜能。但是同时，也需要着重关注同种异体骨的后期吸收和感染性疾病的传播风险[44]。考虑到较差的骨质和骨量的丢失，创伤性关节炎 TKA 手术往往需要加长柄。Brooks 等证实使用 70 mm 胫骨假体柄可以减少胫骨侧假体 23%~38% 的轴向负荷[6]。基于这个原因，如果必须使用加强件，应使用胫骨假体柄，同样，如果骨质差和韧带薄弱，必须使用更强的铰链假体。使用加长柄减少了假体和骨 – 骨水泥假体界面的轴向负荷。一些病例需要长的骨干连接杆，譬如存在畸形愈合，干骺端使用骨水泥假体同时使用加长非骨水泥柄[11]。相当多的病例还存在胫骨平台的轴心和胫骨干的轴心不匹配：对这些病例，大部分学者建议使用带偏心距的假体柄以恢复正确的胫骨关节面[3]。

12.7 术后处理

术后处理规划不应和标准 TKA 有所不同。术后负重应根据假体的初始稳定性来调整，根据植骨和骨重建的情况，可能需要（很少）延迟负重。如果股四头肌采用了 V–Y 成形或胫骨结节截骨，建议采用更谨慎的康复锻炼方法以减少伸膝装置的应力。这些病例可以使用铰链式支具，以允许在非负重期限内进行轻柔的循序渐进的关节活动锻炼[4]。

12.8 并发症

创伤性关节炎 TKA 并发症风险因素包括：①严重的僵硬；②多次既往手术；③既往感染；④皮肤条件差。最严重的并发症之一是髌腱的撕裂。僵硬的膝关节病例建议更仔细和充分的暴露，必要时可行胫骨结节截骨。皮肤坏死也是一种严重的并发症，可能导致假体外露和感染。存在多个瘢痕的病例面临皮肤坏死的高度风险，需要整形科医生在术前进行评估[27]。还有一些需要关注的是，相对标准 TKA 来说，有既往骨折史的 TKA 假体周围关节腔感染的风险更高。Larson 等认为有感染史的胫骨

平台骨折 TKA 相对无感染的胫骨平台骨折 TKA 有更高的并发症发生率，在他的对照研究中这种风险较对照组高达 4.1 倍[19]。近来其他学者报道了相似的结果[24]。另外 Suzuki 等使用 logistic 回归分析了 2 022 例初始 TKA，证实既往骨折和内植物存留是 TKA 术后感染的主要危险因素[42]。

12.9 结果

描述创伤性关节炎 TKA 术后疗效的报道很少，而且病例少，仅有短到中期的随访。1979 年 Marmor 等报道 18 例创伤性关节炎病例，使用单髁人工关节置换治疗。其中 15 例同时做了内、外侧平台的表面置换，术后 2 年满意率 78%[26]。Roffi 等在 1990 年报道了 17 例创伤性关节炎 TKA，其中仅有 8 例结果良好。作者认为这类 TKA 的疗效相比初始 TKA 手术更类似于翻修[35]。然而，大部分学者认为围关节骨折后 TKA 能够获得良好的临床疗效，但相对标准 TKA，治疗中技术要求更高，失败率和并发症更高[4,8,21,36,37,46,47,49]。Lizaur-Utrilla 等在一个前瞻性配对队列研究中，评估了 29 例创伤性关节炎 TKA 和 58 例常规 TKA，平均随访时间 6.7 年，结论认为两者临床疗效没有差异，但创伤性关节炎组有更高的并发症发生率[20]。既往存在畸形愈合或骨不连的病例满意率更低[32]。有一个共识是孤立的关节内畸形的病例比更复杂的病例 TKA 能获得更好的疗效[38]。有类似疗效的是既往股骨远端骨折的病例。Papadopoulos 等报道了 47 例骨水泥髁 TKA，既往罹患股骨远端骨折，平均随访 6.2 年。这些病例中，由于畸形愈合需要股骨远端截骨，结合使用长的股水泥型柄，获得了良好的临床疗效，提高了膝关节疼痛评分和术后膝关节活动度，但其中 6 例由于关节纤维化或无菌性松动需要翻修[30]。考虑到面临金属残留导致髓内针的使用困难，一些学者建议使用计算机辅助导航来做创伤性关节炎 TKA 手术[25]。表 12.1 是创伤性关节炎 TKA 手术疗效的文献总结。

12.10 结论

据文献报道，胫骨近端骨折后创伤性关节炎的

发病率从伤后 5 年的 20% 到伤后 15 年的 50% 不等。相对标准 TKA，胫骨近端或股骨远端骨折后 TKA 有更高的手术技术要求。当面对一个既往膝关节手术史而需要行人工膝关节置换的病例，需要一个更精确的手术规划，需要考虑到各种问题：金属内植物残留、大量手术瘢痕、僵硬、骨缺损、力线不良、不稳、畸形愈合和既往感染史。为了正确地选择假体和更好地评估骨丢失，全面术前规划对这些病例来说是必需的。针对创伤性关节炎 TKA 的文献报道很少，但其中大部分文章认为和初始 TKA 相比这类 TKA 的疗效更类似于 TKA 翻修。此外，由于之前的手术相比标准 TKA，创伤性关节炎 TKA 的手术暴露更困难，手术技术要求更高，并发症发生率也更高。

表 12.1　创伤性关节炎 TKA 手术疗效总结

作者	发表时间	例数	诊断	平均随访时间	结　果
Marmor[26]	1979	18	创伤性关节炎	2 年	组配式单髁假体置换术后满意率 78%（15 例内外侧置换）
Roffi[35]	1990	17	创伤性关节炎	27 个月	62% 的患者满足特种外科医院的手术成功标准，5 例出现主要的术中及术后并发症
Lonner[21]	1999	31	创伤性关节炎	46 个月	功能评分优良率 58%，膝关节评分 71%，并发症发生率 57%
Saleh[36]	2001	15	胫骨平台骨折后	6.2 年	根据特种外科医院的膝关节评分标准，12 例达优或良；3 例感染，2 例髌腱损伤，3 例二次翻修
Papadopoulos[30]	2002	47	股骨远端骨折后	6.2 年	KSS 评分及膝关节活动度术后改善，4 例膝关节僵硬在麻醉下手法松解，2 例无菌性松动，3 例深部感染
Weiss[46,47]	2003	62	胫骨平台骨折后	4.7 年	膝关节评分显示良好，12 例再手术，术中并发症发生率 10%，术后 26%
Wu[49]	2005	15	创伤性关节炎	35 个月	膝关节评分显示良好，末次随访平均活动度 94°，4 例关节僵硬需麻醉下手法松解
Larson[19]	2009	19	胫骨平台骨折感染后	6.4 年	并发症发生率 53%，感染率 26%
Civinini[8]	2009	29	创伤性关节炎	92 个月	8% 假体失败率
Parratte[32]	2011	74	创伤性关节炎	4 个月	临床结果良好。26% 的并发症发生率，大部分后果严重（3 例伸膝装置损伤，4 例深部感染，5 例僵硬，1 例不稳）
Shearer[38]	2013	47	创伤性关节炎	52 个月	KSS 评分明显改善，单纯关节畸形患者术后效果更好。需皮瓣覆盖的软组织缺损患者疼痛评分更高
Lunebourg[24]	2014	33	创伤性关节炎	11 年	对照组术后改善更明显（$p < 0.001$）活动度改善明显（$p=0.001$）TKA10 年生存率好于对照组（99%，*CI*：98–100 vs. 79%，*CI*：69–89；$p< 0.001$）
Benazzo[4]	2014	44	创伤性关节炎	6 年	后稳定性假体 22 例，限制性假体 22 例。末次随访功能良好。两者未见明显区别
Manzotti[25]	2014	16	创伤性关节炎（股骨远端骨折内固定存留）	不详	组 1：创伤性关节炎；组 2（对照组）：关节炎。均使用导航下 TKA，结果显示二者在手术时间，住院时间及术中术后并发症方面无差异
Lizaur-Utrilla[20]	2015	29	创伤性关节炎	6.7 年	与 58 例标准 TKA 对比，两组临床结果具备可比性。在创伤性关节炎组有更高的轻度并发症发生率
Scott[37]	2015	31	创伤性关节炎	> 60 个月	与标准 TKA 比较有较高的并发症发生率（13% vs. 1%）

参·考·文·献

[1] Amendola A, Bonasia DE (2010) Results of high tibialo-steotomy: review of the literature. Int Orthop34(2): 155–160. doi: 10.1007/s00264-009-0889-8.

[2] Anderson SP, Matthews LS, Kaufer H (1990)Treatment of juxtaarticular nonunion fractures at the knee with long-stem total knee arthroplasty. ClinOrthop Relat Res 260: 104–109.

[3] Bedi A, Haidukewych GJ (2009) Management of the post traumatic arthritic knee. J Am Acad Orthop Surg17(2): 88–101.

[4] Benazzo F, Rossi SM, Ghiara M, Zanardi A, Perticarini L, Combi A (2014) Total knee replacement in acute and chronic traumatic events. Injury 45(Suppl6): S98–S104. doi: 10.1016/j.injury.2014.10.031.

[5] Brand MG, Daley RJ, Ewald FC, Scott RD (1989)Tibial tray augmentation with modular metal wedges for tibial bone stock deficiency. Clin Orthop Relat Res248: 71–79.

[6] Brooks PJ, Walker PS, Scott RD (1984) Tibial component fixation in deficient tibial bone stock. Clin Orthop Relat Res 184: 302–308.

[7] Buechel FF (2002) Knee arthroplasty in post- traumatic arthritis. J Arthroplasty 17(4 Suppl 1): 63–68.

[8] Civinini R, Carulli C, Matassi F, Villano M, Innocenti M(2009) Total knee arthroplasty after complex tibial plateau fractures. La Chirurgia degli organi di movimento93(3): 143–147. doi: 10.1007/s12306-009-0033-3.

[9] Court-Brown CM, Bugler KE, Clement ND, DuckworthAD, McQueen MM (2012) The epidemiology of open fractures in adults. A 15-year review. Injury 43(6): 891–897. doi: 10.1016/j.injury.2011.12.007.

[10] Della Valle CJ, Berger RA, Rosenberg AG (2006)Surgical exposures in revision total knee arthroplasty.Clin Orthop Relat Res 446: 59–68. doi: 10.1097/01.blo.0000214434.64774.d5.

[11] Dennis DA (2002) The structural allograft compositein revision total knee arthroplasty. JArthroplasty17(4 Suppl 1): 90–93.

[12] Dettoni F, Bonasia DE, Castoldi F, Bruzzone M, Blonna D, Rossi R (2010) High tibial osteotomy versus unicompartmental knee arthroplasty for medial compartment arthrosis of the knee: a review of the literature. Iowa Orthop J 30: 131–140.

[13] Haidukewych GJ, Hanssen A, Jones RD (2011)Metaphyseal fixation in revision total knee arthroplasty: indications and techniques. J Am Acad OrthopSurg 19(6): 311–318.

[14] Honkonen SE (1995) Degenerative arthritis after tibial plateau fractures. J Orthop Trauma 9(4): 273–277.

[15] Johnson DP (1993) Infection after knee arthroplasty.Clinical studies of skin hypoxia and wound healing.Acta Orthop Scand Suppl 252: 1–48.

[16] Kettelkamp DB, Hillberry BM, Murrish DE, HeckDA (1988) Degenerative arthritis of the knee secondary to fracture malunion. Clin Orthop Relat Res234: 159–169.

[17] Kotani A, Yonekura A, Bourne RB (2005) Factors in fluencing range of motion after contemporary total knee arthroplasty. J Arthroplasty 20(7): 850–856.doi: 10.1016/j.arth.2004.12.051.

[18] Kress KJ, Scuderi GR, Windsor RE, Insall JN (1993)Treatment of nonunions about the knee utilizing customtotal knee arthroplasty with press-fit intramedullary stems. J Arthroplasty

8(1): 49–55.

[19] Larson AN, Hanssen AD, Cass JR (2009) Does prior infection alter the outcome of TKA after tibial plateau fracture? Clin Orthop Relat Res 467(7): 1793–1799.doi: 10.1007/s11999-008-0615-7.

[20] Lizaur-Utrilla A, Collados-Maestre I, Miralles- MunozFA, Lopez-Prats FA (2015) Total knee arthroplasty for osteoarthritis secondary to fracture of the Tibial Plateau.A Prospective Matched Cohort Study. J Arthroplasty 30(8): 1328–1332. doi: 10.1016/j.arth.2015.02.032.

[21] Lonner JH, Pedlow FX, Siliski JM (1999) Total knee arthroplasty for post-traumatic arthrosis.J Arthroplasty14(8): 969–975.

[22] Lonner JH, Siliski JM, Jupiter JB, Lhowe DW (1999) Posttraumatic nonunion of the proximal tibial metaphysis.Am J Orthop 28(9): 523–528.

[23] Lonner JH, Siliski JM, Lotke PA (2000) Simultaneous femoral osteotomy and total kneearthroplasty for treatment of osteoarthritis associated with severe extra-articular deformity. J Bone Joint Surg Am 82(3): 342–348F.

[24] Lunebourg A, Parratte S, Gay A, Ollivier M, Garcia-Parra K, Argenson JN (2015) Lower function, quality of life, and survival rate after total knee arthroplasty for post traumatic arthritis than for primary arthritis.Acta Orthop 86(2): 189–194. doi: 10.3109/17453674.2014.979723.

[25] Manzotti A, Pullen C, Cerveri P, Chemello C, Confalonieri N (2014) Post traumatic knee arthritis: navigated total knee replacement without hardware removal.Knee 21(1): 290–294. doi: 10.1016/j.knee.2012.06.008.

[26] Marmor L (1979) The Marmot modular knee in traumatic arthritis. Orthop Rev 8: 35.

[27] Massin P, Bonnin M, Paratte S, Vargas R, Piriou P, Deschamps G, French Hip Knee S (2011) Total knee replacement in post-traumatic arthritic knees with limitation of flexion. OrthopTraumatol Surg Res97(1): 28–33. doi: 10.1016/j.otsr.2010.06.016.

[28] Massin P, Lautridou C, Cappelli M, Petit A, Odri G, Ducellier F, Sabatier C, Hulet C, Canciani JP, Letenneur J, Burdin P, Societe d'Orthopedie de lO(2009) Total knee arthroplasty with limitations of flexion. Orthop Traumatol Surg Res 95(4 Suppl 1): S1–S6. doi: 10.1016/j.otsr.2009.04.002.

[29] Menderes A, Demirdover C, Yilmaz M, Vayvada H, Barutcu A (2002) Reconstruction of soft tissue defects following total knee arthroplasty. Knee 9(3): 215–219.

[30] Papadopoulos EC, Parvizi J, Lai CH, Lewallen DG(2002) Total knee arthroplasty following prior distal femoral fracture. Knee 9(4): 267–274.

[31] Papagelopoulos PJ, Partsinevelos AA, ThemistocleousGS, Mavrogenis AF, Korres DS, Soucacos PN (2006) Complications after tibia plateau fracture surgery. Injury37(6): 475–484. doi: 10.1016/j.injury.2005.06.035.

[32] Parratte S, Boyer P, Piriou P, Argenson JN, DeschampsG, Massin P, SFHG (2011) Total knee replacementfollowing intra-

articular malunion. Orthop Trauma tol Surg Res 97(6 Suppl): S118–S123. doi: 10.1016/j.otsr.2011.07.001.

[33] Radnay CS, Scuderi GR (2006) Management of boneloss: augments, cones, offset stems. Clin Orthop Relat Res446: 83–92. doi: 10.1097/01.blo.0000214437.57151.41.

[34] Rasmussen PS (1972) Tibial condylar fractures as acause of degenerative arthritis. Acta Orthop Scand43(6): 566–575.

[35] RoffiRP, Merritt PO (1990) Total knee replacement afterfractures about the knee. Orthop Rev 19(7): 614–620.

[36] Saleh KJ, Sherman P, Katkin P, Windsor R, Haas S, Laskin R, Sculco T (2001) Total knee arthroplasty after open reduction and internal fixation of fractures of the tibial plateau: a minimum five-year follow-upstudy. J Bone Joint Surg Am 83-A(8): 1144–1148.

[37] Scott CE, Davidson E, MacDonald DJ, White TO, Keating JF (2015) Total knee arthroplasty following tibial plateau fracture: a matched cohort study. Bone Joint J97-B(4): 532–538. doi: 10.1302/0301-620X.97B4.34789.

[38] Shearer DW, Chow V, Bozic KJ, Liu J, Ries MD(2013) The predictors of outcome in total knee arthroplasty for post-traumatic arthritis. Knee 20(6): 432–436. doi: 10.1016/j.knee.2012.12.010.

[39] Siliski JM, Mahring M, Hofer HP (1989)Supracondylar-intercondylar fractures of the femur.Treatment by internal fixation. J Bone Joint Surg Am71(1): 95–104.

[40] Springer BD, Hanssen AD, Sim FH, Lewallen DG(2001) The kinematic rotating hinge prosthesis for complex knee arthroplasty. Clin Orthop Relat Res392: 283–291.

[41] Stahl JP, Alt V, Kraus R, Hoerbelt R, Itoman M, Schnettler R (2006) Derotation of post-traumatic femoral deformities by closed intramedullary sawing. Injury37(2): 145–151. doi: 10.1016/j.injury.2005.06.042.

[42] Suzuki G, Saito S, Ishii T, Motojima S, Tokuhashi Y, RyuJ (2011) Previous fracture surgery is a major risk factor of infection after total knee arthroplasty. Knee Surg Sports Traumatol Arthrosc (Official Journal of the ESSKA)19(12): 2040–2044. doi: 10.1007/s00167-011-1525-x.

[43] Tarabichi S, Tarabichi Y (2010) Can an anterior quadriceps release improve range of motion in the stiffarthritic knee? J Arthroplasty 25(4): 571–575.doi: 10.1016/j.arth.2009.04.015.

[44] Tigani D, Dallari D, Coppola C, Ben Ayad R, SabbioniG, Fosco M (2011) Total knee arthroplasty for post-traumatic proximal tibial bone defect: three cases report. Open Orthop J 5: 143–150. doi: 10.2174/1874325001105010143.

[45] Wasserstein D, Henry P, Paterson JM, Kreder HJ, Jenkinson R (2014) Risk of total knee arthroplasty after operatively treated tibial plateau fracture: amatched-population-based cohort study. J BoneJoint Surg Am 96(2): 144–150. doi: 10.2106/JBJS.L.01691.

[46] Weiss NG, Parvizi J, Hanssen AD, Trousdale RT, Lewallen DG (2003) Total knee arthroplasty in post traumatic arthrosis of the knee. J Arthroplasty 18(3Suppl 1): 23–26. doi: 10.1054/arth.2003.50068.

[47] Weiss NG, Parvizi J, Trousdale RT, Bryce RD, Lewallen DG (2003) Total knee arthroplasty in patients with a prior fracture of the tibial plateau.J Bone Joint Surg Am 85-A(2): 218–221.

[48] Windsor RE, Insall JN, Vince KG (1988) Technical considerations of total knee arthroplasty after proximal tibial osteotomy. J Bone Joint Surg Am 70(4): 547–555.

[49] Wu LD, Xiong Y, Yan SG, Yang QS (2005) Total knee replacement for post traumatic degenerative arthritis of the knee. Chin J Traumatol (Zhonghua chuang shangza zhi/Chinese Medical Association) 8(4): 195–199.

[50] Yoshino N, Takai S, Watanabe Y, Nakamura S, KuboT (2004) Total knee arthroplasty with long stem fortreatment of nonunion after high tibial osteotomy.J Arthroplasty 19(4): 528–53112 Management of the Complications Following Fractures Around the Knee.